열방약국
유방암 상담소

열방약국 유방암 상담소

1판 1쇄 발행 2021년 11월 15일
1판 11쇄 발행 2024년 6월 28일

지은이 김훈하
펴낸이 이기준
펴낸곳 리더북스
출판등록 2004년 10월 15일(제2004-000132호)
주소 경기도 고양시 덕양구 무원로 6번길 12 대흥프라자빌딩 815호
전화 031)971-2691
팩스 031)971-2692
이메일 leaderbooks@hanmail.net

©김훈하, 2021(저작권자와 맺은 특약에 따라 검인을 생략합니다)
ISBN 979-11-90616-48-5 03510

리더북스는 독자 여러분의 책에 관한 아이디어와 원고 투고를 설레는 마음으로 기다리고 있습니다.
책으로 엮기를 원하는 아이디어가 있으신 분은 이메일 leaderbooks@hanmail.net로 간단한 개요
와 취지, 연락처 등을 보내주세요.

유방암, 무엇이든 물어보세요

열방약국
유방암 상담소

김훈하 지음

리더북스

머리말

열방약국 유방암 상담소에 오신 것을 환영합니다

유방암 판정을 받은 그 날을 잊을 수가 없다. 2018년 3월이었다.

"예상하셨겠지만, 유방암입니다."

누가 이런 예상을 할 수 있단 말인가! 2016년 11월에 건강검진을 받았을 때만 해도 유방 촬영과 유방암 인자 혈액검사 결과는 정상이었다. 그랬기에 2017년 12월, 왼쪽 가슴이 커지고 덩어리가 만져지는데도 별다른 의심을 하지 않았다.

유방암 2기라는 말을 들었을 때 나는 혼자였다. 갑자기 머릿속이 하얘졌다. 유방외과 의사인 친구에게 급하게 연락해 어느 병원에 가야 할지를 의논했다. 친구는 침착하게 "훈하야, 유방암 별거 아니야. 그냥 독감이나 감기 정도라고 생각하면 돼."라고 말해주었다. 의사 친구의 한마디가 어쩐지 힘이 되었다.

그래도 두려움이 앞서는 건 어쩔 수 없었다. "우리 아이들이 아직 어린데, 나는 더 살아야 하는데……." 하며 간절한 마음을 전했다. 친구는 "넌 암에 걸렸으니까 100세까지는 못 살겠고, 90세까지는 내가 장담할 게."라고 말했다. 친구의 말에 울다가 웃음이 나왔다.

암 투병을 시작하고 첫 3개월은 암에 관한 아무런 정보나 지식이 없었다. 병원에서 처방해주는 대로 따라 했다. 힘겹게 항암을 하고 있었지만 암 덩어리는 줄어드는 기미가 보이지 않았다. 이 방법이 맞는지, 다른 방식으로 치료해야 하는 건 아닌지 갈등하며 갈피를 잡지 못하고 이리저리 헤맸다.

투병하는 시간은 3년이 훌쩍 넘었다. 항암 치료는 지루했고, 암담하게 느껴지던 순간도 있었다. 그런데도 시간은 강물처럼 흘러갔다. 마침내 나는 건강을 되찾았다. 그뿐만 아니라 투병 전보다 훨씬 활력이 넘치고 마음의 힘도 강해졌다. 아침에 피곤하지 않은 상태로 가뿐하게 눈을 뜨고, 약국 근무도 이전과 다르게 신나게 하고 있다.

암에 걸리고 나서 많은 영역을 바꿨다. 마음을 살펴보고, 부정적인 생각, 어두운 마음과 결별했다. 지금은 그 어느 때보다 기쁨과 감사가 넘친다. 무엇이든 할 수 있다는 자신감도 충만하다. 30년간 고통받았던 어깨 결림과 피로감에서 완전히 해방되었다. 뚱뚱하던 몸도 날씬해졌다.

표준치료를 할 때는 병원의 역할이 있고, 환자의 역할이 있다. 항암을 하면서 내가 알고 싶은 정보들이 책 한 권에 담겨 있으면 얼마나 좋을까 생각했다. 항암 중에 아프고 못 먹으면서도 열심히 인터넷으로 정보를 찾아봐야 했다. 암환자에게는 힘든 과정이었다. 나는 치료의 큰 그림을 정확히 알고 싶었는데, 그런 책은 찾기 힘들었다.

8차 항암 중 4차 항암까지 '식이요법은 어떻게 해야 하지?'

'다음 항암 치료는 얼마나 고통스러울까?'

'수술은 전절제인데 유방성형술은 부작용이 없을까?'

궁금한 것이 너무 많았다. 참고서처럼 일목요연하게 지침을 제시해주고 투병의 길을 지름길로 인도하는 책을 원했다.

8차에 걸친 항암 치료는 시간이 지날수록 다들 힘들어한다. 나는 4차 항암 때부터 도서관에 드나들었다. 일주일에 3권씩 암 관련 책들을 빌려 읽었다. 정보들이 쌓여가니 방향이 보이기 시작했다. 내가 적용할 수 있는 가장 쉬운 방법들로 투병 전략을 세워나갔다.

공부한 내용을 종합해서 식이요법을 한 결과, 내 얼굴은 다시 뽀얗게 살아났다. 마지막 8차에는 산에서 1만 보를 걸을 수 있는 체력을 기를 수 있었다. 주위에서는 얼굴이 너무 좋다고 하면서 항암을 어떻게 하냐고 물었다. 일일이 설명해주는 것이 힘들었다. 그래서 시작한 것이 블로그였다.

블로그에 포스팅하면 유방암 환우들이 상담을 요청했다. 환자 중에는 표준치료가 끝나고 이전의 생활방식과 식이 상태로 돌아가서 2~3년 만에 재발 또는 전이되는 환우들이 꽤 있었다. 표준치료가 끝나면 종합

병원은 정기 검진 외에는 별다른 가이드를 해주지 않는다. 그래서 후속 관리는 온전히 환자의 몫으로 남는다. 보통의 환우들은 홈쇼핑에서 광고하는 콜라겐, 초유, 프로폴리스, 건강즙 등을 우선순위 없이 좋다니까 혹은 싸니까 선택하고 있었다.

병원에서는 "단백질 보충에 신경을 쓰라."고만 한다. 그 말을 듣고 암 환자는 소고기, 염소탕, 개소주, 장어 등의 고단백질 식이요법을 하는 사례가 많다. 환자들 대부분은 동물성 고단백 식사법의 위험에 대해서는 전혀 지식이 없다. 식이요법에 관한 교육이 꼭 필요함을 절감했다.

이 책은 유방암 환우들에게 가장 빠른 지름길을 제시하기 위해 썼다. 내가 추구하는 치유의 방향은 현대의학의 장점들을 최대한 이용하고, 식이요법, 생활습관 교정, 천연물 보충제를 적절히 활용하여 표준치료 (항암, 방사, 수술)의 효과를 극대화하는 것이다. 또한 암의 재발, 전이 없는 몸을 만드는 것이다. 암을 완치하려면 생각하는 방식, 생활습관, 환경, 식이요법 등에 이전과 다른 변화가 필요하다. 다행히 이 책에서 제시하는 방법은 어렵지 않고 따라 하기 쉽다.

이 책은 단지 나의 경험만을 담은 것이 아니다. 최신 치료 동향을 알려주고 논문을 근거로 내용을 검증했다. 환자들이 최소한의 시행착오를 겪고, 치료 효과는 극대화되기를 바라며 도움이 될 만한 내용을 총망라했다. 약사로서 암환자가 꼭 복용해야 하는 보충제도 소개했다. 특히 몸에 '암이 생기지 않는 환경'을 만드는 방법을 자세하게 제시했다.

당신이 이 책의 마지막 장을 덮을 무렵에는 '나도 할 수 있다'는 확신과 함께 재발에 대한 두려움이 사라질 것이다. 평생 내 몸을 스스로 관리할 수 있는 지식도 얻게 된다.

암 투병의 여정이 시작되었으나, 당신이 이 책의 내용을 멋지게 소화한다면 새로운 삶이 펼쳐질 것이라고 확신한다. 나는 자신 있게 말할 수 있다.

"유방암, 별거 아닙니다. 당신도 나처럼 암을 이겨내고 활력 넘치는 삶을 살 수 있습니다."

목차

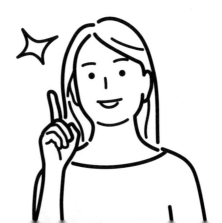

2장 유방암이 생기지 않는 몸의 환경 만들기

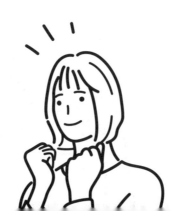

3장 _ 항암 치료할 때 반드시 실천해야 할 것들

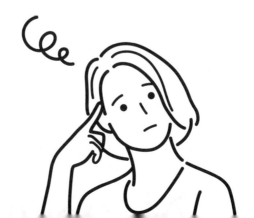

4장 _ 항호르몬제 부작용을 막는 보충제 선택법

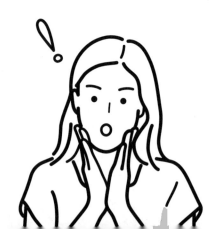

5장 _ 무엇을 어떻게 먹어야 할까?

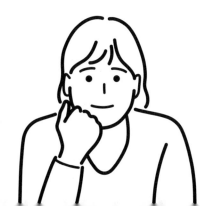

6장 _ 마음은 편하게, 몸은 활력 넘치게

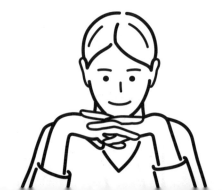

1장

나는 유방암을
이렇게 이겨냈다

01

나는 어깨 결림과 만성피로로
까칠하고 뚱뚱했다

투병을 시작하기 전에 반드시 먼저 할 일이 있다.
'왜 나는 암에 걸렸지?'
이 질문부터 스스로 해야 한다.

암에 관해 얘기하기 전에, 나의 건강 이력을 먼저
말하고자 한다. 그 이유는 나처럼 독자들이 자신의
몸을 이해하고 살펴보기를 바라기 때문이다. 원인
을 알아야 정확한 교정과 방향을 결정할 수 있다.
암 발생 원인은 사람마다 다르다. 왜 암에 걸렸는
지 환경의 문제점과 경로를 발견하는 것이 치료의
첫걸음이다.

암 이전의 몸 상태

나는 셋째를 출산한 이후, 18년간 살이 쪄서 뚱뚱했다. 한마디로 비만이 심각했다. 아침에 개운하게 일어난 적이 한 번도 없었다. 몸은 물먹은 솜처럼 무거웠다. 오후 2시가 되어서야 온전한 상태로 정신이 또렷해졌다. 전형적인 만성피로 증후군이었다.

왼쪽 어깨 결림은 10대 후반부터 시작되었다. 가방을 왼쪽으로 멜 수 없을 정도로 심했다. 그때부터 혈액순환, 림프순환에 문제가 있었다. 몸속에 열이 꽉 차 있어서 목마름이 심했다. 냉수를 자주 마시고, 여름이면 차가운 물냉면을 챙겨 먹었다.

20대에는 얼굴에 울긋불긋 여드름이 돋아났다. '에스트로겐 우세증' 때문에 만성 염증 상태였다. 얼굴에 도톨도톨하게 나는 여드름이 끊이질 않았다. 30대가 되니 갑상선 호르몬에 문제가 생겼다. 갑상선 항진으로 계단을 오르지 못할 정도로 힘들었다. 40대 중반에 다시 갑상선 항진이 시작되었고, 갑상선 호르몬 수치가 '항진-정상-저하'로 왔다 갔다 했다.

호르몬 수치가 안정적이지 않으니 마음의 상태도 엉망이었다. 가슴이 답답해서 잠을 깊게 잘 수 없었다. 호흡을 깊이 하지 못하고 산소 부족 상태로 자꾸 한숨만 내쉬었다. 잠을 자도 피곤함이 풀리지 않아서 대부분 커피에 의존했다. 일은 해야 하는데 머리가 오전 내내 무겁고 안개가 낀 것 같았기 때문이다.

일상을 활기차게 보낼 에너지가 전혀 없었다. 그래서 오후나 저녁이

되면 밀렸던 집안일과 식사 준비를 몰아서 할 수밖에 없었다. 그러다 보니 사소한 일에도 짜증을 냈고, 심한 경우에는 버럭 화를 내는 반응을 보이기도 했다. 가슴에는 원인을 알 수 없는 짜증과 분노가 가득 차 있었다. 나도 힘들었지만, 이런 모습을 바라보는 가족도 힘들기는 마찬가지였다.

암 진단을 받기 3년 전부터 다른 증상들이 생겼다. 허벅지와 복부 쪽에 장미꽃 모양의 반점들이 쫙 올라왔다. 몸 안의 독소가 해독되지 않고, 면역력이 낮은 상태였다. 암 발견 석 달 전에는 목이 너무 굳어서 움직일 수가 없었다. 왼쪽 가슴에 암이 있었는데, 혈액순환이 전혀 되지 않았다. 심지어 바닥에 앉았다가 갑자기 몸을 일으킬 때는 허리가 아파서 도저히 일어설 수가 없었다. 암이 커가면서 신체의 균형이 깨지고 혈액순환에 심각한 문제가 생겼다. 암 발견 한 달 전에는 기침 감기가 시작되었는데, 항생제를 먹어도 전혀 낫지 않았다.

❶ 암이 오는 몸의 환경은 만성피로, 어깨 결림, 비만, 면역력 저하, 호르몬 불균형 등이다.
❷ 어깨 결림은 혈액순환과 림프순환에 장애가 있다는 표현이다.

암 발견 전의 식사 습관

가족이 외국에 있어서 4년 정도 혼자 지내야 하는 시기가 있었다. 가족과 함께 지낼 때는 그나마 집밥을 먹었지만, 혼자 있으니 20대 자취생처럼 생활했다. 신선한 야채, 고기, 생선류와는 거리가 멀었다. 장을 봐도 간편식, 가공식품들만 잔뜩 샀다. 기본적으로 집에서 거의 요리를 하지 않았다. 출근해서 일하다가 점심때가 되면 배달음식을 시켜 먹었다. 몸에 좋은 음식을 우선순위에 두지 않고 배만 채우는 식단이었다.

암을 비롯한 여러 가지 질환을 겪고 건강을 되찾은 앤 위그모어Ann Wigmore 박사는 "여러분이 먹는 음식은 가장 안전하면서도 효과적인 약이 될 수 있는 동시에 치명적인 독이 될 수도 있다."라고 했건만.

암에 걸렸을 때는 그동안 내가 약을 먹은 건지 독을 먹은 건지 점검해야 한다.

내가 암 발병 3년 전에 주로 먹었던 식단은 다음과 같다.

> 아침: 달걀 프라이, 토스트, 라떼 한 잔
> 점심: 백반류, 만둣국, 비빔밥(외식)
> 저녁: 일회용 인스턴트(볶음밥, 스파게티, 냉동만두)
> 간식: 오전 10시 과일, 오후 4시 빵, 떡, 과자

아침에 눈을 떠서 몸을 움직이려면 카페인이 필요했다. 하루에 카페라떼를 최소한 두 잔 마셨다. 주로 먹는 음식은 탄수화물 위주의 식단이었다. 밥은 흰쌀밥으로 한 공기씩 먹었다. 나는 항상 배가 고팠다. 약국에서 오전에 과일이나 빵을 먹었다. 점심을 먹고 오후에 허기를 느끼면 라떼, 떡 등을 또 먹었다. 직원이 "약사님은 식사한 지 얼마 안 됐는데

배가 또 고프세요?"라고 묻곤 했다. 나의 뇌는 계속해서 뭔가 부족하다는 신호를 보냈다. 가만히 생각해보니 2시간마다 계속해서 음식을 먹고 있었다.

나는 몸에 약이 되는 식품은 거의 섭취하지 않았다. 약이 되는 음식은 '신선하고 다양한 색깔의 야채다.' 야채의 풍부한 플라보노이드와 미네랄 등이 우리 몸의 약이 된다. 내가 매일 먹은 식단을 지속하면 당연히 병이 생길 수밖에 없다.

요즘 20대들도 몸에 약이 되는 음식보다는 인스턴트 음식만 찾아 먹는다. 그래서 20대 청년들이 과거와 비교해 건강하지 않다. 나는 이 책에서 여러 자료를 근거로 독자들을 설득할 것이다. 암에 걸리지 않으려면 독이 되는 식습관을 바꿔야 한다.

❶ 암이 오는 식이습관은 탄수화물 중독, 야채 섭취 부족과 인스턴트 식품 과다 섭취이다.
❷ 다양한 색깔의 야채 섭취 부족은 영양소 불균형을 만든다.

이전의 운동 상태와 생활습관

고대 그리스의 의사이자 서양 의학의 선구자인 히포크라테스 Hippocrates는 '질병은 매일 반복되는 일상의 작은 잘못으로부터 기인한다. 일상의 잘못이 충분히 쌓이면, 질병은 어느 날 갑자기 나타날 것이다.'

라고 했다. 일상의 잘못된 습관은 어느 날 예기치 못한 결과로 나에게 돌아온다.

나는 거의 걷지 않는 생활을 했었다. 차를 타고 직장에 출퇴근했다. 집에 돌아와서는 소파와 한 몸이 되어 앉아있거나 누워있었다. 일주일에 걷는 시간이 30분도 안 되었다. 당연히 몸에 근육이 없어서 팔뚝과 허벅지 살은 움직일 때마다 출렁거렸다. 직장에서는 손님이 계속 오니까 어쩔 수 없이 서 있었지만, 오후 3시가 되면 에너지가 없어서 퇴근 시간만 기다렸다.

밤에는 몸은 피곤한데 쉽게 잠들지 못했다. 유튜브로 강의를 듣거나 음악을 틀어놓고 멍하니 있다가 간신히 잠이 들었다. 깊은 숙면을 취할 수 없으니 오래 자리에 누워있어도 아침이면 너무 피곤했다. 자도 자도 몸이 개운하지 않았다.

아파트 내에 나무가 울창한 작은 공원이 있다. 신선한 공기를 마시고 새소리를 들으러 공원으로 나가봄직도 한데 한 번도 그러질 않았다. 퇴근해서 집에 오면 인스턴트 음식을 먹고, 축 늘어져서 멍하니 TV를 시청하면서 시간을 보냈다. 몸이 안 좋아서 온종일 피로감이 몰려왔다.

현재 내 몸 상태는 어떨까. 궁금하지 않은가? 나는 피곤한 신체적 증상들이 완전히 사라졌다. '암이 오는 내 몸의 환경'을 완전히 바꾼 후에 체중도 12kg 감량했다. 피로감, 오래된 어깨 결림, 피부 상태, 갑상선 호르몬 수치 등 모든 것이 정상으로 돌아왔다. 출산 이후 25년 만에 아침을 개운하게 맞이하고 있다. 약국 일도 온종일 활력이 넘치게 하고 있다. 까칠했던 성격도 온화하게 바뀌었다. 짜증 대신 미소를 띠며 열정적으로 약국 손님들을 응대하고 있다. 특히 가족들이 사소한 일에도 짜증을 내지 않는 나를 너무 좋아한다. 가족의 유대관계는 더욱 깊어졌다.

❶ 암이 오는 생활습관은 걷지 않고 움직이지 않는 생활이다.
❷ 불규칙한 수면은 호르몬의 균형을 깨뜨린다.

02

항암 치료 쉽게 할 수 있다

유방암의 본격적인 치료를 시작하기 전에 몸과 마음을 준비할 수 있는 시간이 있어야 한다. 준비 없이 치료에 들어가면 몸이 적응이 안 되고, 정신적으로도 힘이 든다.

일단 치료가 시작되면 중단없이 1년에서 1년 반의 시간이 흘러간다.

유방암의 기본적인 치료 방향에 대한 개념을 이해하면 좋다. 나도 암에 대한 이해가 늘어가면서 치료에 확신과 자신감이 생겼다. '암 치료는 어렵지 않다. 할 수 있다.'라는 마음가짐이 실제로 몸에 좋은 결과로 나타난다.

식이요법을 시작하기까지

대학병원에서 암 진단을 받자마자, 항암을 시작했다. 진단을 받은 충격이 채 가시기도 전에 항암 치료를 받았기에 아무런 준비가 없었다.

첫날, 곧바로 중심정맥관에 케모포트를 심었다. 3주에 한 번, 8차에 걸친 항암이었다. AC(아드리아마이신, 사이클로포스파마이드) 조합으로 4번을 먼저 맞고, 후에 파클리탁셀 4번을 맞는 계획이었다. 나의 유방암 타입은 호르몬 양성, 허투 음성이었다. 처음 2.5cm인 줄 알았던 암의 크기는 CT, MRI를 거치니 2.5cm, 2.9cm에다가 왼쪽 가슴에 모래처럼 암이 흩뿌려져 있었다. 림프절 전이 소견이 있었기에 수술보다 선 항암을 하여 림프 전이를 최소한으로 줄이는 치료전략을 짰다.

암이 급속도로 자라면서 몸에는 여러 가지 증상들이 나타났다. 몸 상태가 안 좋았다. 조금만 걸어도 숨이 가빠졌다. 항암 1차에는 친정엄마가 식사를 챙겨주셨다. 최선을 다해 온갖 좋은 음식들을 차려주셨다. 엄마도 고령이시기에 한 주가 지나니, 엄마의 허리와 무릎에 무리가 오기 시작했다. 나 혼자만 고생해도 되는데, 온 가족을 힘들게 하는 것 같아서 집으로 돌아왔다. 곰곰이 생각해보니 암과 나와의 긴 싸움이 될 것 같았다. 내가 할 수 있는 것부터 스스로 해보자고 결심했다.

병원의 영양사 선생님은 금하는 음식은 없었고, 한식 위주의 식단으로 구성해주었다. 항암 1차를 하고 나니 체중이 빠지지 않고 오히려 몸이 엄청나게 부었다. 빨간 약이라 불리는 AC의 부작용은 구내염, 울렁거림인데, 4차까지 음식을 넘기기 힘들었다. 2차에서는 혀뿌리 쪽에 생긴 구내염으로 말하는 것조차 고통스러웠다. 구내염이 그렇게 아픈지는 처음 경험했다. 큰딸이 나의 2차 항암을 도와주었다. 하루에 간식을 포함해 6번 이상 밥상을 준비했다. 울렁거리고 입안이 아파서 음식을 넘길 수가 없었다. 조금씩 자주 먹어야 했다.

❶ AC 조합의 항암제는 점막 손상을 가져와 구내염을 일으킨다.
❷ 선 항암을 하는 이유는 림프절에 전이된 암을 최대한 줄이고자 함이다.

항암 중 올라가는 수치들

항암 주사를 맞고 나면, 아침에 먹은 음식을 다 토했다. 약이 들어가는 즉시 심한 부종과 어지러움이 왔다. 나중에는 항암 당일은 아예 굶고 가기로 했다. 주사를 맞고 나서는 차 뒷자리에 실려서 오다시피 했다. 집에 와서도 일단은 정신없이 쓰러져 잤다. 일어나면 따뜻한 전복 미역국으로 기력을 올렸다.

나는 인터넷 유방암 카페에 가입해서 체력이 될 때 정보를 검색했다. 유용한 정보를 모으려 했으나 한눈에 알아볼 수 있게 정리된 내용이 없어 아쉬웠다. 무엇을 먹어야 하고 무엇을 먹지 말아야 하는지에 대한 근거도 희박했다. 댓글에서 많이 등장하는 내용은 '의사 선생님이 ○○은 먹어도 된대요.'였다.

대학병원 교수님들은 워낙 바빠서 1분 이상 진료를 볼 여유가 없을 수도 있다. 의사 선생님은 항암, 방사, 수술을 정확히 처방에 따라 수행하시면 되고, 나는 스스로 할 일을 찾기로 했다.

첫 번째로 한 일은 나의 혈액검사 수치를 챙겨보는 것이었다. 표준치료를 받는 동안 혈액검사를 수없이 했다. 혈액 수치 변화의 의미와 추이를 살펴보는 것은 중요했다. 백혈구 수치가 처음에는 9,000이었는데, 항암 1차 만에 4,500으로 뚝 떨어졌다. 적혈구, 호중구, 임파구 수치도 동시에 떨어졌다. 골수에서 면역세포들이 만들어지지 않기 때문이다. 반대로 혈당과 중성지방 수치는 급격히 상승했다. 이 수치들의 의미는 과도한 탄수화물, 포도당 섭취를 줄여야 한다는 신호와 같다.

유방암 카페를 통해 한 달에 한 번씩 지역 모임으로 환우들을 만났다. 이 환우들 역시 항암 전 정상이었던 혈당과 콜레스테롤 수치가 치솟았다. 병원에서는 호중구 수치가 떨어지면 항암 투약 일정이 미뤄지므로 단백질 특히 고기 섭취를 중요시한다. 항암 3차까지는 소고기, 저지방 우유 등으로 단백질 섭취에 신경을 썼다. 그러나 책을 읽으면서 일반인과 같은 식이요법으로는 이상적인 결과를 얻기가 힘들다는 결론을 얻었다. 항암 4차부터 식이요법에 변화를 주기 시작했다. 아침 한 끼는 탄수화물을 배제하고, 다양한 야채의 섭취를 극대화했다. 아침마다 혈당 체크를 해보니 공복혈당이 140이 넘어갔다.

아침 한 끼는 10가지 이상의 다양한 색깔의 야채와 과일을 갈아서 먹기 시작했다. 놀랍게도 항암 부작용들이 현저하게 줄었다. 파클리탁셀의 부작용은 골수 기능 억제와 심한 근육통, 관절통이다. 병원에서는 강한 진통제를 처방하여 통증이 올 때 한 알씩 복용하게 한다. 4차의 파클리탁셀 동안 단 2알의 타이레놀로 거뜬히 지나갔다. AC 조합은 음식 섭취가 힘드나 파클리탁셀은 점막 손상이 없어서 음식을 잘 먹게 된다. 파클리탁셀은 바로 무릎과 허리에 통증을 주었다.

❶ 항암 중 혈당과 중성지방 수치가 치솟을 수 있다.
❷ 탄수화물, 포도당 섭취를 적절히 조절해야 한다.

아침 산책의 행복감

2018년 여름은 무더위가 기승을 부렸다. 낮 기온이 38도였다. 기상당국은 서울에 폭염주의보를 내렸다. 그래도 운동이 필요했기에 새벽 시간을 이용하기로 했다. 눈 뜨면 곧바로 공원으로 나갔다. 무릎 통증도 있고 발바닥도 아팠다. 남편이 나를 부축하고 30분 정도를 함께 걸었다. 할머니들보다 더 천천히 걷는 속도였다.

걸으면서 이름을 모르는 꽃에도 눈길이 갔다. 숲에서 새 소리도 들렸다. 새벽 공기는 여름이지만 시원했고 상쾌했다. 무릎이 아파서 절뚝이며 걸었지만, 산책하면서 최근 10년 동안 느껴보지 못했던 행복감이 올라왔다. 남편에게 "지금 너무 행복해요."라고 말했다. 그 순간부터 나는 급속도로 치유되는 것을 느끼기 시작했다.

행복감을 느끼게 하는 호르몬은 '세로토닌'이다. 세로토닌은 '식이섬유'를 섭취할수록 분비량이 늘어난다. 내 몸에서 행복 호르몬인 세로토닌이 분비되었기에, 무릎이 아파서 절뚝이면서도 행복감을 느낀 것이다.

상황이 달라진 것은 없다. 나는 암에 걸렸고, 8차에 걸친 항암 치료 중이었다. 머리카락부터 눈썹까지 싹 다 빠져서 모자를 눌러썼다. 무릎과 허리에 통증이 있어서 빨리 걸을 수도 없었다. 몸은 항암제로 인해서 퉁퉁 붓고 이쁜 구석이라고는 하나도 없었다. 우울하다고 마음먹으면 이보다 나쁜 환경은 없을 것이다. 그렇지만 그 어느 때보다 나는 행복했다.

새벽의 신선한 공기와 새소리, 나무와 풀들은 내 앞에 놓인 장애물을 뚫고 나에게 행복감을 안겨 주었다. 작은 것에 감사하고 감동하는 법을 너무 오랫동안 잊고 있었다. 전에는 예민하고, 남과 경쟁하면서 스트레스를 받았다. 누구든지 나를 건드리기만 하면 가만히 안 놔두겠다는 감정 상태였다. 항암이 오히려 스트레스와 불편한 감정에서 멀어지게 했다. 그동안 열심히 달려온 나에게는 휴식과 안식, 재충전의 기회였다.

언제 우리가 1년 반에서 2년 동안의 시간을 오롯이 나만을 위해서 떼어놓고 쉴 수 있는가! 일반적인 가정주부, 회사원, 자영업자, 전문직 등은 중년 이후의 삶에서 1년 이상의 휴식이 거의 불가능하다. 이제 관점을 바꾸기만 하면 된다. 항암하는 이 시간을 오직 나를 위해 쓰고 즐기겠다고.

성공하고 유명한 사람들의 가장 중요한 습관 중 하나는 '아침 산책'이다. 아침에 시끄러운 마음의 소리를 내려놓고 생각을 정리하는 시간을 가져보자. 행복해지는 가장 단순한 비결이다. 항암 투병하는 시간은 우리를 이전과 다르게 변화하는 길로 이끌어 준다. 내가 바라보는 관점만 바꾸면 된다.

❶ 행복감을 느끼게 하는 세로토닌 호르몬이 암 투병에 중요하다.

❷ 항암 중에도 가벼운 운동, 산책은 좋다.

03

표준치료 기간 중
몸의 반응을 세밀하게 관찰한다

본격적으로 항암, 방사, 수술 계획이 잡힐 즈음에
는 전체적인 치료과정에 대한 이해가 필수이다. 항
암, 방사선 치료 중에 나타날 수 있는 부작용이 무엇인
지, 피부가 어떻게 변화되는지 예측할 수 있기 때문이
다. 이런 부작용과 변화를 미리 알고 있으면 당황하
거나 불필요한 걱정에 사로잡히지 않는다.

이 과정은 다른 환자들도 다 겪는다. 시간이 지나
면서 해결되는 증상들도 많다. 어떤 증상들은 미리
예방할 수도 있다. *표준치료 중에는 자신의 몸 상
태를 세심하게 관찰하고 감정적으로 과도한 반응
은 피하는 것이 좋다.*

항암 8차, 수술 2번, 방사 28차 때의 몸 상태

혈액검사를 받은 결과, 백혈구가 혈액 3제곱 ml당 1,000개 이하일 때, 호중구가 500개 이하일 때는 항암제 투여가 미뤄진다. 백혈구 수치의 감소는 외부의 자극에 우리 몸의 저항력이 약해진다는 지표이다. 백혈구 감소증 기간이 길어지면 백혈구 생성인자 촉진제(G-CSF)를 맞는다. 항암제 투여 3주 사이에 백혈구, 적혈구, 혈소판 수치가 뚝 떨어졌다가 마지막 3주 차에 수치들이 회복된다. 하지만 항암제 투여 횟수가 누적될수록 골수에서의 회복 속도는 느려진다.

나는 전절제와 보형물 삽입을 위해서 2번의 수술을 받았다. 전절제 수술은 림프절 전이도 있었기에 20개 정도의 림프를 잘라냈다. 한 달 동안 수술한 쪽 팔을 쓸 수 없어서 불편했다. 하지만, 다른 수술(제왕절개)과 비교해서 통증은 없었다. 다만, 가슴이 사라지는 것에 대해 심리적으로 위축되었다.

수술 부위가 넓어서 처음에는 걱정했다. 그래도 표준치료 중에 가장 쉬운 것을 고르자면 수술이다. 수술 후에는 환자들이 대부분 변비로 고통스러워한다. 병원 식단에만 의존하지 않고 신선한 야채를 충분히 섭취하면 문제없이 해결된다.

표준치료 후에 나타나는 대표적인 변화는 손톱과 발톱이 까맣게 변하거나 울퉁불퉁해지는 것이다. 온몸이 붓고, 관절에도 통증이 온다.

심한 경우에는 발을 디딜 수조차 없다.

항암제는 몸의 점막들을 공격한다. 구강 점막, 위장과 소장 점막도 손상을 입는다. 구내염, 오심, 구토, 설사와 변비가 기본적으로 나타난다. 쉽게 피로해지고, 소변도 자주 보며, 불면도 찾아온다.

나에게는 가장 심한 변화가 체온 저하였다. 더위를 잘 타는 체질이었는데, 체온이 급격하게 떨어졌다. 매일 건식 반신욕을 했고, 찜질기를 배에 대고 지냈다. 잘 때는 뜨겁게 데운 팥알을 넣은 버선을 신고 잤다.

방사선 치료는 사실 1분도 채 걸리지 않는다. 처음에는 거뜬하게 이겨낼 줄 알았다. 하지만 주말을 제외하고 매일 방사선이 누적되어 몸에 쌓이니 혈액 수치가 많이 떨어졌다. 이미 항암 8차와 수술한 몸에 방사선을 쏘이니 전신의 무력감이 심했다. 항암 8차 때는 산에서 1만 보를 걸을 수 있을 정도로 체력이 좋았었다. 방사선 치료를 받을 때 처음에는 전철을 타고 다녔는데 후반으로 갈수록 가족의 도움을 받아야만 했다. 항암 때보다 백혈구, 호중구, 적혈구 수치는 더 낮아졌다.

❶ 항암 혈액검사에서 백혈구 1,000개 이하, 호중구 500개 이하면 항암은 미뤄진다.
❷ 항암 투여는 보통 3주 간격으로 진행된다.

타목시펜 복용 후 나타나는 부작용

항호르몬 요법이란 주로 여성호르몬의 영향을 받아 자라는 암세포에 여성호르몬이 공급되지 않도록 차단하는 치료법이다. 호르몬 양성 타입의 유방암 환우는 보통 5~10년 동안 타목시펜을 복용한다. 유방암의 재발을 막기 위해서 최근에는 10년간 복용하는 추세를 보이고 있다. 1퍼센트의 재발률이라도 낮추기 위해서다. 대표적인 약이 타목시펜이다. 나는 타목시펜을 10년간 복용하고 졸라덱스 주사도 5년간 맞아야 한다.

많은 유방암 환자가 항호르몬 치료를 받으면서 갱년기와 유사한 증상을 경험한다. 그 증상은 다음과 같다.

- 몸속에서 불이 나 잠을 잘 수가 없다.
- 몸이 뜨겁고 발바닥이 화끈거린다.
- '추웠다, 더웠다'를 반복한다.
- 자궁근종, 황반변성, 녹내장, 골다공증이 생긴다.
- 항호르몬제를 복용하고 3년쯤 지나서부터 살이 찌기 시작한다.
- 변비가 심해진다.
- 질 건조증 또는 가려움, 빈뇨, 관절통, 성교통이 심하다.
- 우울증, 불면, 피부발진, 탈모, 백혈구 감소증, 간 수치에 변화가 온다.

나는 항암과 수술을 거뜬히 해냈다. 식이요법도 나름 잘하고 있어서 변비가 없었다. 그런데 타목시펜을 복용하는 순간부터 심각한 변비 증상이 나타나기 시작했다. 눈에도 열감이 있었고, 따가움과 눈부심이 심했다. 우울감도 커져서 의욕이 많이 상실되었다. 운동도 하기 싫었고, 소파에 자꾸 눕고만 싶었다. 잠도 깊이 못 잤다. 소변을 보러 하룻밤에 3~4회 화장실을 들락거렸다. 수술한 팔의 손목은 아려오고, 오른쪽 무릎도 시큰거렸다. 허리도 무지근하게 아팠다. 표준치료까지는 보충제가 필요 없었으나, 타목시펜을 복용한 다음부터는 다른 보충제도 함께 복용해야만 했다.

보통 약 설명서에 적혀있는 부작용들을 간과하기 쉽다. 특히 타목시펜의 부작용은 절대 쉽게 보아서는 안 된다. 나에게 나타나는 증상들을 방치하지 말고, 예방하고 증상을 완화시키는 약을 복용해야 한다. 4장에서 타목시펜의 부작용을 막는 보충제를 자세히 설명할 것이다.

타목시펜을 복용한 후부터는 유방외과 외에 안과와 산부인과 진료를 정기적으로 받는 것이 좋다. 황반변성과 자궁내막증, 근종이 생겼는지 확인하고 예방해야 하기 때문이다. 나는 타목시펜 복용 2년 차에 녹내장이 시작되었다. 눈에 이상이 생기자마자 정밀검진을 받았다. 다행히 완전 초기여서 현재 눈의 상태는 정상이다. 그래도 눈 영양제는 꼭 챙겨서 복용하고 있다.

❶ 타목시펜의 부작용은 갱년기 증상과 비슷하다.
❷ 타목시펜 복용 시 부작용을 가볍게 보지 말고, 미리 보충제를 섭취하자.

떨어진 체온을 올리는 방법

항암 중에는 배와 손발이 너무 차갑다. 나는 쑥돌 찜기를 안고 지냈다. 항암을 하는 기간이 무더운 여름이었는데도 에어컨을 켤 수 없었다. 항암 주사를 맞은 당일부터 3일 정도는 정말 복부, 손과 발이 너무나 차가웠다. 체온을 재어보면 36도 이하로 떨어졌다. 하루에 최소 20분 정도는 건식 족욕기를 사용하면서 체온을 올리고 땀을 흘렸다. 이렇게 항암제의 독소를 혈액순환을 통해 땀으로 빠르게 배출시키는 것이 좋다. 밤에는 쑥돌 찜기를 배에다 대고, 발에는 뜨겁게 데운 팥을 넣은 버선을 신고, 찜질팩도 목 뒤에 댄다. 그러면 한기가 없어지고 숙면할 수 있다.

치료할 때는 무조건 따뜻한 국물과 차 종류를 많이 마셔야 한다. 냉기로 인해 위 기능이 약해져 있기 때문에, 내부 장기를 따뜻하게 해줘야 한다. 나는 미역국, 북엇국, 현미 누룽지탕, 볶은 현미차와 생강홍차를 돌아가면서 마셨다.

추운 겨울에는 더욱더 체온을 올리는 것에 중점을 두어야 한다. 아침에 일어나자마자 거름망 있는 포트에 꿀에 절인 생강홍차를 티스푼으로 하나 넣어 차를 끓인다. 생강을 넣은 홍차를 마시면 속이 따뜻하게 데워지고, 준비한 야채과일식을 먹을 수 있게 위가 준비된다. 위와 장은 순식간에 냉기가 가시고 이마에 땀이 송골송골 맺힌다. 아침에 뜨거운 차를 마시고 야채식을 차갑지 않게 데워서 먹는다.

뜨거운 생강홍차를 마시는 이유는 기, 혈, 수의 균형 회복에 좋기 때문이다. 몸의 체온을 올리고 에너지를 생성하는 효능이 있다. 혈관을 확장하여 혈류도 좋게 한다. 혈소판의 응고를 막고 혈전을 녹여 몸을 따뜻하게 한다. 콜레스테롤 수치도 내려준다. 간 기능을 강화하고 백혈구의 기능도 촉진한다. 순환과 저체온증을 개선하는 효과가 탁월하므로 항암 중에 마시면 부종이 억제되고 체온도 올라간다. 수술한 후에 혈액순환에 문제가 생기고, 부종이 심하고, 위장에 냉증이 있을 때는 생강홍차가 좋다. 녹차는 몸을 차게 하는데, 양성 식품인 홍차는 몸을 따뜻하게 하고 수분을 빠르게 배출시킨다.

❶ 항암 중 체온은 36도 이하로 떨어진다.
❷ 체온을 올리기 위해 족욕, 생강홍차, 찜질기를 이용하자.

유방암이 온 것은 그동안 쉼 없이 자신을 돌보지 않고 열심히 살아왔다는 증거다. 이 시간은 가장 이기적으로 지내도 되는 시간이다. 나는 가족을 돌보고, 직장 생활을 바쁘게 하고, 자영업의 고충을 떠안으면서 편안한 휴식이 절대적으로 부족했다. 이제는 내 몸이 그동안 힘들었다고, 나를 돌봐달라고 하는 외침을 세밀하게 들어야 한다. 불편한 증상들을 참지 말고, 이전처럼 내버려 두지 말고 해결책을 찾으면 된다. 항암, 방사, 수술 후에 찾아오는 힘든 증상들은 충분히 개선할 수 있다.

04

내가 직접 실천한
표준치료 꿀팁과 준비 목록

이 책에서는 요양병원에 가지 않고 집에서 스스로
자신을 관리하는 방법들을 제시한다. 왜냐면 암 투
병은 평생에 걸쳐 해야 하고, 항암은 남이 대신해
줄 수 없으니 내 힘으로 해야 하기 때문이다.

암이 온 이유는 반복되어 온 습관과 행동의 결과물이다.
새로운 습관들이 몸에 익숙해질 때까지 반복하고
또 반복하는 것이 필요하다.

스스로 항암 식사를 준비했다

나는 아침에 일어나자마자 포트에 따뜻한 물을 데우고 죽염을 티스푼으로 하나 타서 마신다. 또는 뜨거운 홍차를 한 잔 마시며 몸을 데운다. 그런 다음 냉장고 야채칸에서 야채와 과일을 꺼낸다. 큰 그릇에 씻을 야채와 과일을 넣고 칼슘 파우더(천연세정제)를 톡톡 뿌려 넣는다. 이 것은 지난 3년간 내가 해온 반복된 행동이다.

나는 항암을 하면서 지속해서 할 수 있는 가장 쉬운 방법들을 찾아보기로 했다. 항암 요리법이 나온 책도 사서 보았지만, 내게는 너무 어려운 요리 수준의 레시피였다. 아주 쉽고 야채 섭취량도 극대화하는 것이 급선무였다.

내가 직접 실천한 식이요법은 간단했다. 항암 4차부터 이 식이요법을 했을 때, 항암 8차의 혈액검사가 가장 좋았다. 보통은 항암 약이 누적되어 8차에서는 혈액 수치가 가장 나빠지는데도 말이다. 항암 중에 스스로 할 수 있는 가장 쉬운 방법을 알려드리고자 한다.

✎ 제철 야채와 과일을 10가지 이상 냉장고에 준비해놓는다.

✎ 하루에 한 끼에서 두 끼는 야채과일식을 한다. (개인의 체력과 신체 상황에 따라 조절한다.)

✎ 야채를 세척할 때는 칼슘 파우더를 사용한다. 큰 그릇에 그날 쓸 야채와 과일에 칼슘 파우더를 뿌리고 물에 5분 정도 담근 후 헹군다.

✎ 물 없이 한 번에 쫙 갈아지는 고성능 믹서기를 사용하는 것이 좋

다. 30초면 충분하게 갈아진다.

✎ 브로콜리, 양배추, 단호박, 고구마, 버섯류는 살짝 익히거나 찐다. 나머지 야채는 생으로 이용한다.

점막이 약해진 상태에서는 모든 야채류를 익혀서 섭취해야 한다. 식사가 가능한 상태라면 점차 생야채의 양을 늘려가면 된다. 준비한 야채를 믹서기로 간다. 과일의 양은 전체적인 맛의 조합이 너무 달지 않은 정도로만 넣는다. 과도한 과일 섭취는 혈당을 올리기 때문에 절제가 필요하다. 나는 밥을 줄이는 대신 과일의 양을 늘리는 오류를 범했다. 그 결과로 혈당과 중성지방 수치가 높아졌다.

내가 제시한 방법은 주부, 30대 이상의 여성이라면 누구나 따라 할 수 있을 것이다. 무척 간단하고 쉽다. 그러나 결과는 대단히 이상적이다. 혈액 수치가 엄청 달라진다.

❶ 냉장고에는 항상 신선한 야채와 과일 10가지를 준비한다.
❷ 녹색 채소를 유기농 동결건조가루로 대체하여 쉽게 항암식을 한다.

매일 먹는 야채와 과일

기본: 사과(껍질째 사용), 당근, 토마토, 파프리카, 브로콜리, 양배추, 단호박, 고구마, 오이, 버섯류

상황에 맞게: 키위, 바나나, 블루베리, 케일, 미나리, 레몬, 오렌지, 비트, 동결건조가루

야채는 생야채 또는 동결건조가루를 이용한다. 특히 녹색 채소는 보관이 힘들고 씻기도 번거롭다. 체력이 좋아지면 동결건조가루를 생야채로 이용하면 된다. 유기농 동결건조가루는 편리하고 효과가 좋으며 낭비도 없다. 케일, 신선초, 밀 싹, 보리 새싹, 셀러리 등의 동결건조가루는 녹즙 대용으로 물에 타서 수시로 마시면 된다. 항암의 독성을 레몬즙(1일 1~2개)과 녹색 채소로 빠르게 배출할 수 있다.

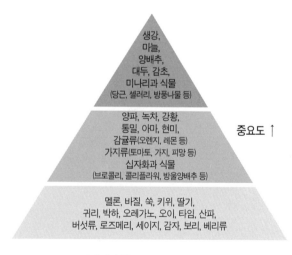

디자이너 푸드(출처: 미국 국립암연구소)

미국 국립암연구소는 '디자이너 푸드'를 피라미드형 도표로 만들어 48가지의 채소와 과일을 열거했다. 아래에서 위로 갈수록 암을 예방하는 효과가 높다. 암 예방에 가장 효과적인 식품은 생강과 마늘이었고, 양배추, 대두, 감초, 당근, 셀러리 순으로 암 예방 효과가 있는 것으로 나타났다. 특히 유방암에는 십자화과 채소(브로콜리, 콜리플라워, 방울양배추 등)가 암세포 전이 억제에 효과가 있다고 한다. 채소나 과일에 들어있는 피토케미컬에는 발암성 물질을 몸에서 배출하거나, 암 발생 원인이 되는 유전자 전이를 억제해 손상된 유전자를 복구하는 효과가 있다.

암 발생 가능성은 무엇보다 식사를 통해 줄일 수 있다는 것을 기억하자. 하루에 적어도 채소 350g, 과일 200g 정도는 섭취해야 한다. 아침에 그릇에 꺼내 놓은 야채의 양으로 섭취량을 측정해볼 수 있다. 채소나 과일 양의 기준은 두 손으로 담을 수 있는 만큼이 대략 400g 정도이다.

특히 생마늘은 천연 항생제이다. 한 조각만 먹어도 암 예방에 효과가 있다. 나물 요리를 할 때 마늘을 넣어 섭취하면 된다. 나는 마늘을 갈지 않고 슬라이스한 상태로 섭취하고 있다.

유방암에 좋은 브로콜리도 매일 섭취하자. 브로콜리에 들어있는 설포라판이 암세포를 억제한다. 살짝만 익힌 다음 매일 갈아서 섭취해보자.

❶ 십자화과 채소(브로콜리, 양배추)를 매일 섭취한다.
❷ 항암 중에는 야채, 과일을 20종류까지 늘려보자.

항암을 위한 준비 목록

식이요법 준비

✎ 고성능 믹서기: 물을 넣지 않고 갈리는 고성능 모터 장착.

✎ 찜기: 야채를 매일 쪄야 함.

✎ 칼슘 파우더: 모든 야채를 유기농으로 쓸 수 없으므로 천연세정제를 사용한다.

✎ 녹즙기: 체력이 좋아지면 매일 신선한 녹즙을 만든다.

✎ 레몬착즙기: 수동제품도 있는데, 매일 복용하려면 전동착즙기가 편리하다.

✎ 유기농 동결건조가루: 종류별로 골고루 준비해둔다.

✎ 티 포트: 거름망이 있는 것과 보온 기능이 있는 제품을 선택한다.

✎ 천연 주방용 세제: 주방 세제를 합성제품이 아닌 천연제품으로 바꾼다.

생활 준비

✎ 건식(습식) 족욕기: 체온을 올리고, 땀으로 독소 배출을 돕는다.

✎ 보온용품: 쑥돌 찜기, 전자레인지용 찜질팩, 수면 양말.

✎ 체온계.

✎ 구강 위생용품: 부드러운 칫솔, 천연치약, 가글 제품.

✎ 바디 제품: 화학성분이 적은 제품을 준비한다.

✎ 탈모 케어 제품: 면으로 된 두건, 천연샴푸, 두피 모근 케어토닉(스

프레이).

입원 시 준비

✎ 야채 섭취를 위해 동결건조가루를 종류별로 준비한다.

✎ 보호자는 칼슘 파우더를 준비해서 2주 동안 야채를 씻는데 사용
한다.

✎ 빨대가 있는 물병: 한쪽 팔을 움직이지 못하므로 구부러지는 빨대
를 사용하면 편리하다.

✎ 그릇, 과도, 주방세제: 병원에서 제공하는 식사에만 의존하지 않
고, 집에서처럼 식이요법을 유지하면 좋다.

❶ 주방에서 편리하게 사용할 수 있는 고성능 믹서기, 칼슘 파우더, 찜기를 준
비한다.

❷ 족욕기, 찜질팩, 천연성분의 바디제품, 두피케어 제품을 준비한다.

우리 가족은 매일 한 끼씩 야채과일식을 한다. 20대와 10대인 두 딸
은 이 식단을 따르면서부터 피부의 염증이 사라졌다. 반면, 이 식단을
거르는 날은 어김없이 얼굴에 여드름이 올라왔다. 처음에는 맛이 없다
며 거부하다가 지금은 피부를 위해서 자발적으로 매일 먹고 있다. 일단
이 방법을 시도해보면 항암 중 혈액 수치가 떨어지지 않고 피로감도 사
라지며 활력이 넘치게 된다. 이 책을 읽다 보면 왜 이런 식이요법을 해
야 하는지 충분히 이해할 것이다.

05

표준치료가 끝난 후의
새로운 삶

항암, 방사, 수술이 몸에 끼치는 영향은 생각보다
크다. 1기 환자는 항암, 방사 없이 수술만 하지만, 항호
르몬제를 복용한 다음부터는 상황이 달라진다.

내가 상담한 1기 환자들은 부분절제술만 받은 경
우가 많았다. 상대적으로 항암, 방사로 인한 고생
은 거의 하지 않았다. 하지만 항호르몬제로 인한
부작용이 2기 환자보다 심한 사례도 있었다. 불면
증, 발을 내딛지 못하는 관절 통증, 변비, 눈의 불편
함 등을 호소했다. 림프 부종으로 한쪽 팔을 잘 쓰
지 못하는 사람도 있었다.

다른 진료 과목도 챙겨야 한다

종합병원에서는 표준치료가 끝나면 정기적인 검사 외에는 다른 관리가 없다. 표준치료가 끝난 이후에는 유방외과 외에 다른 진료과를 다녀야 한다. 대표적으로는 안과, 산부인과, 기능의학병원 등이다. 안과에 6개월에 한 번씩 정기적으로 가서 녹내장, 황반변성, 백내장 등을 검사해야 한다. 산부인과에서는 자궁내막의 두꺼움이나 근종이 생기지 않았는지 확인한다. 기능의학병원에서는 혈액검사를 통해 호르몬 불균형이나 자가면역질환 유무를 검사하는 것이 좋다.

대부분의 환자는 표준치료가 끝나면 이제 완치되었다고 착각한다. 어느 환자는 갑상선암이었다가 1년 반 만에 유방암 진단을 받고 항암, 방사를 끝낸 상태였다. 이 기간에는 식이요법을 하면서 음식을 절제했다. 방사선 치료를 마치는 날, 그분의 딸이 "오늘은 엄마가 좋아하는 짜장면을 먹으러 가자."라고 했다. 나는 이 말을 듣고 "치료가 끝난 것이 아니라 새롭게 마음을 잡고 긴 치유의 길을 가야 한다."라고 말해주었다. 표준치료가 끝난 후에 1년~1년 반의 기간은 재발, 전이를 막는 몸을 만드는 중요한 시기이기 때문이다.

표준치료가 끝났어도 정상세포는 손상을 많이 받은 상태이다. 정기적으로 혈액검사를 하면서 몸의 전반적인 상태를 확인하자. 비타민D, 갑상선 호르몬, 백혈구, 적혈구, 임파구 수치, NK세포 활성도, 장내 유해균 비율, 혈당, 콜레스테롤, 골다공증 등을 검사해야 한다. 이제는 나의 건강지표들을 내가 관리해야 한다. 이 수치들의 의미를 정확히 알고 있어야 한다. 수치들을 정상화하기 위해서는 적극적으로 보충제도 복용해야 한다. 식이요법만으로는 회복이 힘들다. 아무것도 하지 않는다면, 다시 암 발견 이전의 몸이 된다. 이전의 증상들이 다시 슬금슬금 시작될 것이다.

❶ 표준치료 후에 산부인과, 안과, 기능의학병원에서 정기적으로 검진한다.
❷ 표준치료 후 정기적인 혈액검사를 받는다.

수술, 방사선 치료 후 나의 몸 상태

나는 전절제와 보형물 삽입 전에 확장기를 넣는 수술을 동시에 진행했다. 유두를 살리지 못했기에 피부가 부족했다. 확장기를 넣어서 피부를 6개월 이상 서서히 늘려야 했다. 확장기가 가슴에 있어서 보형물보다 불편했다.

처음에 가슴 재건 수술을 받아야 할 때 무척 망설였다. 전절제만 해도 큰 수술인데, 가슴 수술을 2번에 걸쳐서 하기 때문이다. 보형물을 삽입하여 재건하는 수술은 전절제보다 훨씬 수월하다. 전절제는 한 달 동안 수술한 쪽 팔을 쓰지 못한다. 그러나 보형물 삽입 수술 후에는 1주일 만에 출근할 수 있었다.

만약 가슴 재건 수술을 망설이고 있다면, 나는 수술을 적극적으로 추천하고 싶다. 만약 가슴 재건 수술을 하지 않았다면, 샤워할 때마다 푹 패인 가슴을 볼 자신이 없었을 것이다. 비록 유두는 없고 가슴 중간에 수술 자국이 있지만, 균형감 있게 자리를 잡은 가슴은 심리적 안정감을 주었다. 수술 통증 때문에 공포감이 생긴다면 전혀 염려하지 않아도 된다. 항암, 수술, 방사 중 가장 수월한 것이 보형물 삽입 재건 수술이기 때문이다.

나는 방사선 치료를 28회에 걸쳐서 매일 진행했다. 이제 표준치료가 거의 끝나가고 있다. 심적으로도 수월했고, 치료 시간도 5분 정도이므로 간단했다. 하지만 회차가 누적될수록 피로감과 무기력증, 우울감이 와서 항암과는 또 다른 힘듦이 있었다.

방사선 독소를 빠르게 해독시키는 식단을 꼭 해야 한다. 방사선을 쬐인 피부는 검게 착색이 되고, 피부도 얇아진다. 색깔이 정상으로 돌아오는데 2년이 넘게 걸린다. 조급한 마음은 내려놓고 꾸준히 보습로션으로 관리해야 한다.

방사를 끝내고 7개월 후에 약국으로 복귀했다. 처음에는 의욕적으로 원래의 근무시간대로 온종일 근무했다. 오랫동안 쉬었기에 3개월 정도는 활기차게 일할 수 있었다. 그러나 시간이 흐르면서 이전처럼 피로감이 몰려왔다. 근무가 끝나면 아무것도 할 수 없어서 소파에 축 늘어졌다. 그때부터 적극적으로 암성 피로의 원인을 제거하는 보충제를 섭취하고, 다른 과 검진을 받으면서 하나씩 해결해나갔다.

암환자의 대다수는 치료가 끝나고, 몸 안에 암세포가 없는데도 기운을 차리지 못한다. 그것은 내 몸의 환경이 이전과 같기 때문이다. 이때부터가 진정한 치유를 위한 새로운 시작점이다.

❶ 수술, 항암, 방사 후의 가슴 피부와 주변 근육은 회복하는 데 시간이 걸린다.
❷ 방사선 치료 시에 극도의 피로감이 찾아온다.

치료 3년 후 현재의 몸 상태

지난 3년 동안 암과 식이요법, 환경과 생활방식을 다룬 책을 공부했다. 모든 책의 내용은 한 가지 방향을 말하고 있었다. 생활방식과 식습관이 변화되면 유방암을 치료할 수 있고, 재발, 전이를 막을 수 있다고 했다. 유방암은 10년 후 또는 그 이후에도 언제든지 재발할 수 있다. 그러므로 변화된 생활방식과 식습관을 평생 유지해야 한다. 항암, 방사, 수술할 때만 식이요법을 해서는 암 발생의 위험을 근본적으로 줄일 수 없다. 암 덩어리를 없애는 것은 병원에서 하는 일이고, 암세포의 생성 환경을 없애는 것은 내가 할 일이다.

나는 지금 25년 만에 활력이 넘쳐나는 느낌이다. 매일 새벽마다 저절로 눈이 떠지는 것이 신기하다. '정상인의 삶이란 이런 거였구나.' 밤새 충분히 잠을 자면 아침에 개운하게 일어나는 것이 정상인의 몸이다. 그러나 나는 출산 후 변화된 호르몬과 빠지지 않는 체중으로 인해 아침에 상쾌하게 일어난 날을 손으로 꼽을 정도였다. 만성 피로감이 사라지니 생활에 여유가 생기고, 얼굴에도 미소가 지어진다. 암이 재발할지도 모른다는 두려움은 전혀 없다. 이제야 나는 내 몸을 다루는 방법을 제대로 배운 것이다.

후성유전학은 암유전자를 씨앗으로, 환경은 토양에 비유한다. 씨앗이 발아되지 않는 환경을 만들면 암이 생기지 않는다. 유방암을 일으키는 브라카 유전자 변이를 가졌다고 해도 씨앗이 발아가 안 되면 암에 걸리지 않는다.

미국 영화배우 안젤리나 졸리^{Angelina Jolie}는 유방암 가족력이 있었다. 본인에게 브라카 유전자 변이가 있다는 것을 알았고, 유방암에 걸리지 않았는데도 양쪽 유방을 다 절제해버렸다. 그런데 후성유전학적 관점에서는 수술 외에 다른 방법도 있다. 결국 치유의 주체는 유전자가 아니라 내 몸의 환경이다.

유방암 진단을 받고 누구나 좌절하고 절망했을 것이다. 그동안 슬퍼하고 두려워했다면 이 책을 읽고 난 후에는 용기를 갖게 될 것이다. 이 시간을 인생의 터닝포인트로 삼아야 한다. 나의 몸과 마음, 영혼까지 철저하게 돌아보는 시간이 되어야 한다. 이전에 하지 못했던 나를 위한 투자를 시작해보자. 내 몸에 좋은 식재료를 고르고, 예쁜 가발도 맞춰보자. 이전에 하지 않았던 헤어스타일의 가발에 도전해보는 것도 좋다.

이제 나는 이전과는 다른 내가 될 것이다.

❶ 식습관과 생활습관에 변화를 주면 몸은 정직하게 반응한다.
❷ 항암 때의 식습관을 평생 유지해야 한다.

2장

유방암이 생기지 않는
몸의 환경 만들기

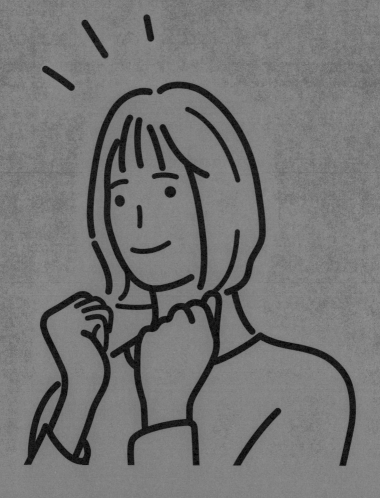

06

저산소증을 없애고
튼튼한 세포막을 만든다

손자는 "적을 알고 너를 알라. 그러면 백번의 전투에서 결코 위태롭지 않을 것이다."라고 했다. 우리의 적은 암세포이다. 암세포가 무엇을 먹고 자라며, 어떤 환경에서 잘 자라는지를 알아야 암과의 전투에서 이길 수 있다.

암은 왜 생길까? 스트레스와 독성물질(가공식품, 미세먼지, 환경호르몬, 약품, 화장품, 병원성 미생물 등)이 외부적인 원인이다. 유전자 변이에서 오는 암은 5%에 불과하다. 암이 생기는 내부적 원인은 세포 내 환경 중 하나인 저산소증 *hypoxia* 때문이다.

세포막과 미토콘드리아의 역할

우리의 몸은 50개 조 세포로 이루어진 유기체이다. 모든 세포는 각각 호흡기관과 소화기관을 가진 하나의 생명체이다. 세포는 칼륨, 칼슘, 산소, 포도당, 독성물질, 에스트로겐, 빛 등의 자극을 인지할 수 있다. 세포막에는 수만 개의 센서가 있어서 물질의 신호에 반응한다.

스탠퍼드 대학교의 브루스 립튼Bruce H. Lipton 교수는 세포막이 세포의 '뇌'로 작용한다고 한다. 세포막이 어떤 물질을 세포 안으로 받아들일지를 결정한다는 것이다. 세포막의 기본 구조는 인지질 이중층으로 되어 있다. 세포막을 통해 여러 물질의 이동이 이루어진다. 세포막의 콜레스테롤 구성 비율에 따라 물질 유동성이 달라진다.

세포 안에는 '세포 속 발전소'에 해당하는 미토콘드리아가 있다. 미토콘드리아는 섭취한 영양분을 에너지로 합성하는 역할과 세포호흡에 관여한다. 비유하자면, 차의 엔진은 미토콘드리아이고, 주유하는 기름은 영양소이다. 기름이 아무리 충분해도 엔진이 불량하면 차가 달릴 수 없다. 미토콘드리아는 인체 내 거의 모든 에너지를 생산하므로 결국 미토콘드리아의 힘이 약해지면 면역력도 약해진다. 암세포 안에는 이 미토콘드리아의 수가 거의 발견되지 않는다.

미토콘드리아가 만들어낸 에너지를 ATP라고 부른다. ATP를 생성하는 과정에서 활성산소를 만들어내는데, 이 활성산소는 단백질과

DNA에 나쁜 영향을 끼친다. 미토콘드리아에서 ATP를 만들어내는 반응계를 '구연산회로 또는 TCA 회로'라고 한다. 이 회로에 산소와 조효소가 투입되어 돌아가면 에너지 물질 ATP가 만들어진다. ATP는 세포 안과 밖의 물질 균형에도 중요한 역할을 한다. 세포내액에는 칼륨, 세포외액에는 나트륨 비율이 높다. 이 균형을 유지하는데 중요한 ATP가 부족해지면 세포 안팎의 미네랄 균형이 무너져 암이 발생할 수 있다.

세포막의 구성 성분인 인지질 부분이 산화되면 산소가 충분히 통과할 수 없다. 세포 내에 산소 부족, 즉 저산소 상태가 된다. 세포 내 산소 포화도가 65% 이하가 되면 염증과 종양 유전자가 발현된다. 암세포는 산소가 부족한 곳에서 생긴다. 아무리 고압산소를 공급한다 해도 세포막이 산화되어 있으면 산소가 세포막을 투과하지 못한다. 세포막은 우리가 어떤 음식을 먹었느냐에 따라 인지질 구성 성분의 변화가 온다. 세포막을 건강하게 만드는 식이요법을 해야 하는 이유다. 그래야 세포 안쪽의 산소 부족 환경을 바꿀 수 있다.

❶ 세포 내 산소 부족은 세포 변이의 원인이 된다.
❷ 미토콘드리아가 건강해야 에너지를 효과적으로 만든다.

암세포의 에너지 생성 방법

정상세포는 산소를 이용해 '구연산회로'에서 에너지를 만든다. 암세포의 경우는 정상세포와 다른 에너지 대사 방법을 사용한다. 산소가 없는 상태에서 포도당을 분해해 젖산을 방출한다. 이것을 '혐기성 해당'이라고 부른다. 이것은 발효를 통한 비효율적인 에너지 대사 방식으로 포도당 1분자당 2ATP를 만든다. 미토콘드리아의 구연산회로는 포도당 1분자당 36ATP를 만든다. 미토콘드리아의 에너지 효율은 암세포 대사보다 대략 18배의 엄청난 에너지를 만들어낸다. 암세포는 에너지 효율이 떨어지기 때문에 더 많은 포도당을 섭취하려고 한다.

오토 바르부르크Otto Warburg 박사는 유명한 암 연구학자다. '암세포의 포도당 대사'에 관한 연구로 1931년 노벨상을 받았다. 논문에서 암세포의 활성은 유전자 손상이나 발암물질 섭취가 아니라 산소 부족에 있다고 주장했다. 그는 "어떤 세포라도 필요한 산소의 60%가 차단되면 암이 생긴다. 암의 주요 원인은 산소 결핍이다. 에너지를 만들기 위해 정상세포 안의 산소 호흡이 당 발효 작용으로 바뀔 때 암이 생긴다."라고 결론지었다. 또한 암세포에 미토콘드리아가 적다는 것과 세포 내에 나트륨이 많고 칼륨이 적다는 것도 발견했다. 세포 내 나트륨과 칼륨 균형이 깨져 있는 것도 암세포의 특징인 것이다.

모든 암세포의 공통점은 세포 속 산소 대사 결핍이다. 암은 우리 몸 안의 특정 부위가 지속적인 산소 부족으로 생기는 세포의 기능장애다. '발효 작용'으로 에너지를 만들고 세포에는 젖산이 만들어진다. 세포의 산소가 35% 감소되면 '발효 대사'로 에너지 대사가 바뀌어 버린다. 반대로 암세포 안에 산소가 늘어나면 암세포들은 죽는다. 항암 요법과 방사선 요법도 혈중 산소 농도를 떨어뜨리므로 표준치료를 받을 때의 식이요법은 핵심적이라 할 수 있다.

암세포는 비효율적 에너지 대사를 하는데 어떻게 정상세포보다 더 빠르게 증식하는가가 의문이다. 암세포의 에너지 대사는 정상세포와 비교하면 18배의 차이가 난다. 암세포에는 포도당을 흡수하는 수송체(글루코스 트랜스포터)가 정상세포보다 많아서 정상세포의 3~8배의 포도당을 흡수한다. 암환자들은 음식물을 섭취해도 에너지 대사가 망가져 있어서 적절한 에너지가 생성되지 않는다. 암이 발견되기 2년 전의 나는 탄수화물에 완전히 중독되어 있었다. 먹어도 먹어도 배가 고팠고 피곤했다. 나의 에너지 대사는 망가져 있었다.

❶ 미토콘드리아는 포도당 1분자로 36ATP를 만들고 암세포는 2ATP를 만든다.
❷ 암세포는 일반 세포보다 3~8배 많은 포도당을 흡수한다.

세포 에너지 대사를 정상화하려면

세포 에너지 대사를 정상화하려면 세포막을 새롭게 만들어야 한다. 세포막은 대부분 기름 성분이다. 자동차에 오래도록 엔진오일을 갈지 않으면 기름때가 끼어서 엔진에 손상이 온다. 엔진오일을 잘 관리해야 자동차의 수명이 길어진다. 마찬가지로 우리 몸도 엔진오일에 해당하는 기름의 섭취가 가장 중요하다.

현대인의 암 발생률이 그 어느 때보다 높은 이유 중 하나는 식용유의 사용이다. 마트에서 판매하는 옥수수기름, 콩기름, 카놀라유 등은 체내에서 세포막의 산소 결핍을 일으키는 원료가 된다.

암환자가 식이 습관을 바꿔야 할 때 가장 먼저 해야 할 일은 식용유를 사용하지 않는 것이다. 세포막은 필수 영양소와 산소 등의 출입을 관리하고 통제하는 일을 한다. 좋은 기름을 섭취하면 세포막의 구성 성분이 균형을 잡는다. 좋은 기름이란 산화·산패되지 않은 기름이다. 혈액 속에 산소가 충분해도 세포막이 산화되어 있다면, 산소가 세포 내로 통과할 수 없다. 세포막은 세포 내 노폐물은 배출하고 영양소는 안으로 보내는 역할을 한다. 이 세포막의 원료가 필수 지방산이라는 기름이다. 이 기름은 두 가지가 있는데, 오메가3와 오메가6이다. 학자들은 이 두 기름의 비율이 1:1 또는 1:2일 때를 이상적으로 본다.

현대인의 식단은 이 비율이 1:20, 1:50까지 깨져 있다. 오메가6의 비율이 너무 높다. 우리가 쓰는 식용유는 오메가6에 해당한다. 이런 기름은 원료를 섭씨 200도 이상의 고온에서 표백 및 탈취 과정을 통해서 기름을 추출한다. 섭씨 200도 이상에서는 과산화지질이라는 독성물질이 만들어진다. 콩기름과 옥수수기름은 제조 과정에서 용매 잔류물도 남게 된다. 우리가 식단에서 사용하는 콩기름류는 우리 몸에 독성물질을 제공하고 산소의 운반을 방해한다.

식단에 오메가3 지방산의 비율을 높여야 한다. 이 지방산은 씨앗류의 햇 종자를 저온 압착 방식으로 추출해야 한다. 어떤 화학 공정도 거치지 않고 얻어진 지방산은 세포막을 새롭게 할 수 있다. 햇 종자로는 들깨, 달맞이꽃씨, 해바라기씨, 참깨, 햄프씨, 블랙커민씨, 호두유, 호박씨 등을 원료로 사용할 수 있다. 이 씨앗류의 기름을 1일 7.5g 이상 복용하면 세포 내 미토콘드리아 대사가 활발해지기 시작한다. 이 기름을 열을 가하지 않고 생으로 섭취하면 된다. **식용유를 끊고 기름을 바꾸면, 세포가 반응하며 에너지 대사가 좋아진다.**

❶ 세포막을 건강하게 하려면 식용유를 사용하지 않아야 한다.
❷ 식단에 씨앗으로 만든 저온 압착 오메가3를 추가한다.

07

암은 영양소가 결핍되면 온다

일반인들은 비타민에 관한 개념이 어느 정도 잡혀 있다. 그러나 대다수는 미네랄의 역할과 중요도에 대한 이해가 부족하다. 미네랄은 세포 구성 성분이고, 효소와 비타민의 활성에 작용하며, 에너지 대사의 필수요소이다. 세포 스스로 영양물질의 균형을 유지하지만, 영양소로서 미네랄이 결핍되면 세포는 병들게 된다. 암이 오는 원인 중 하나는 영양소의 결핍 때문이다. 세포대사에 필요한 필수 미네랄의 결핍이 핵심이다. 또한 이 결핍은 현대인의 심혈관, 당뇨 등의 원인이 되기도 한다.

미네랄이 부족하다

요즘 우리가 먹는 음식물에는 미네랄이 결핍되어 있다. 화학비료를 사용한 토양에서 자란 채소와 과일은 60년 전보다 미네랄 함량이 떨어진다. 1992년 미국에서 한 연구에 따르면, 1914년에는 사과 한 개가 인체에 필요한 1일 철분의 50%를 제공했다. 1992년에는 같은 양의 철분을 공급받으려면 사과 26개가 필요한 것으로 조사되었다.

우리가 즐겨 먹는 가공식품에는 미네랄이 거의 없다. 또한 가공식품의 화학물질을 해독하는 데는 효소가 필요하다. 효소를 만들기 위해서는 뼈에 있는 미네랄을 뽑아서 사용해야 한다.

편리한 인스턴트식은 칼로리를 제공하고 배고픔은 해결해주지만, 필수 미네랄이 부족하다. 우리가 선택하여 먹는 음식이 암이 오는 환경을 제공해주는 셈이다. 당신의 장바구니에는 어떤 음식이 있는지 살펴보자. 암에 걸리기 전의 나의 장바구니에는 주로 이런 것이 들어있었다.

> 빵, 과자, 과일주스, 탄산음료, 우유, 치즈, 밀가루, 냉동 피자,
> 설탕, 식용유, 조미료, 항생제가 투여된 고기류, 닭장에서 키워진 달걀,
> 아침 식사용 시리얼, 간편식 키트

이런 식품으로 끼니를 해결하면 생존은 가능하지만, 세포막을 건강하게 하는 미토콘드리아가 활성화되지 않는다.

라이너스 폴링Linus Carl Pauling은 30년 전에 분자교정의학이라는 새로운 의학을 창시했다. 분자교정의학에서는 사람이 병들게 되는 이유를, 체내의 생명을 유지시켜 주는 분자들의 농도가 균형이 깨졌기 때문이라고 본다. 이를 바로잡아 주기만 하면 병은 저절로 낫는다고 한다. 분자교정의학에서는 가장 기초적인 물질로 미네랄을 꼽는다. 미네랄이 결핍되면 병원에서는 진단명이 나오지 않지만, 일상생활에서는 불편한 증상들이 많다. 그 증상은 만성적인 피로, 불면으로 나타나지만 뚜렷한 질병은 없는 상태이다. 이때는 영양의 균형을 잡아주고 세포 내 분자 교정을 하면 이런 증상들을 해결할 수 있다.

❶ 인스턴트 식단은 우리 몸에 치명적인 미네랄 결핍을 가져온다.
❷ 미네랄의 결핍은 암이 오는 원인 중 하나이다.

미네랄의 역할

인체의 91.58%는 산소, 탄소, 질소, 수소가 차지하고 그 나머지 원소는 미네랄이다. 90%의 미네랄은 일일 100mg 이상이 필요하다. 나트륨, 염소, 칼슘, 마그네슘, 칼륨, 인, 황 등 일곱 가지다. 나머지 10%를 미량 미네랄이라고 부른다. 미량 미네랄에는 철, 구리, 아연, 망간, 게르마늄, 요오드, 규소, 셀레늄, 코발트, 크롬, 불소, 몰리브덴, 바나듐, 붕소, 백금 등이 있으며, 이들은 효소 활성에 꼭 필요하다. 세포의 해독과

ATP를 생산하는 데 미량 미네랄이 결핍되면 정상으로 작동할 수 없다.

미네랄의 역할을 살펴보자.

❶ 체내 조직의 구성 성분이다.

뼈는 칼슘, 인, 마그네슘으로 구성된다. 미네랄의 구성에 따라 뼈의 강도와 밀도에 차이가 생긴다.

❷ 효소를 활성화한다.

세포는 에너지를 얻기 위해서 화학반응을 일으킨다. 이때 촉매 역할을 하는 것이 미네랄이다. 이런 화학반응에는 활성산소가 만들어지고 인체는 SOD$^{Super\ Oxide\ Dismutase}$ 효소를 만들어 없애버린다. 이 효소는 활성산소를 제거하는 역할을 한다. 이 효소는 아연, 망간, 구리, 철, 니켈 등에 의해 활성화된다. 미네랄이 부족하면 독성물질에 대한 해독력이 떨어진다. 미국 국립 노화연구소에서는 SOD 활성이 커야 장수를 한다는 결론을 냈다.

❸ 비타민을 활성화하고 호르몬을 만드는 재료가 된다.

비타민은 미네랄이 있어서 활성화된다. 현대인이 호르몬 관련 질환이 많은 이유는 미네랄 결핍 때문이다.

❹ 체액의 산 염기 평형을 유지한다.

우리 몸의 체액은 pH 7.4를 유지해야 한다. 현대인이 섭취하는 음식은 주로 산성 식품이 많다. 체액의 균형을 맞추기 위해서는 죽염에 함유된 미네랄을 섭취하여 산 염기 평형을 유지할 수 있다. 죽염에는 칼슘, 나트륨, 마그네슘, 칼륨, 철, 구리, 망간, 코발트, 아연 등이 함유되어 있다.

현대인은 음식을 통해서 충분한 미네랄을 공급받지 못한다. 미네랄은 뼈, 치아, 근육, 혈액 신경세포 등에 꼭 필요하며 각각의 미네랄은 상보적으로 작용한다. 에너지 대사와 생화학적 반응이 정상적으로 작동하려면 필수 미네랄을 충분하게 섭취해야 한다. 해독, 재생과 면역력을 위해서라도 미네랄 보충제를 꼭 복용하는 것이 좋다. 미네랄이 충분하면 우리 몸에 암세포가 있더라도 증식과 발현을 억제할 수 있다.

❶ 미네랄은 에너지 대사 과정에서 필수이다.
❷ 미네랄은 우리 몸에 독이 되는 활성산소를 제거한다.

암을 억제하는 대표 미네랄

❶ 아연

아연은 약 70종류의 효소 활성화에 필요한 미네랄이다. 아연은 중요한 효소의 합성에 관여한다. RNA, DNA 등의 핵산과 단백질의 합성에 중요한 역할을 하고, 세포의 분열 및 분화과정에도 필수적이다. 인슐린 생성과 탄수화물 대사에도 관여한다. 선천적, 후천적 면역에도 모두 관여한다.

아연이 결핍되면 T세포와 B세포를 감소시킨다. 주의할 점은 아연은 반드시 망간과 같이 복용해야 한다는 것이다. 망간은 아연과 함께 면역 조절의 핵심적인 역할을 담당한다. 아연과 망간의 최적 비율은 4:1이다.

❷ 셀레늄

셀레늄은 항산화 효소의 구성 성분이다. 항산화제로 알려진 천연 비타민E의 1,970배, 합성 비타민의 2,940배의 효능이 있다. 셀레늄은 중금속의 독성을 해독하는 기능이 있고, 발암물질의 활성화를 막고 암세포의 성장을 억제한다. 지방 신진대사에 관여하여 혈전 생성을 억제하고 심장 혈관계 질환을 예방하기도 한다. DNA의 손상을 막고 수리하는 역할도 한다. 암환자의 셀레늄 혈중 농도는 정상인과 비교하면 매우 낮다.

❸ 요오드

요오드는 갑상선에서 분비되는 티록신 호르몬의 구성요소이다. 티록신은 물질의 분해와 에너지 생산을 촉진한다. 요오드가 결핍되면 호르몬 불균형이 온다. 또한, 집중력 저하, 우울증, 단기기억력 저하, 피부 건조, 안구건조증, 구강건조증, 비정상적인 면역체계, 역류성 식도염, 만성 칸디다, 질염, 유방 섬유 낭종, 난소 섬유 낭종, 피로감 등의 증상이 나타난다. 요오드는 특히 유방암의 예방과 치료에 핵심이 된다.

　우리가 섭취하는 채소와 과일에는 미량 미네랄과 플라보노이드가 풍부하게 있다. 식단을 통해서 다양한 미네랄을 섭취하는 것은 기본이다. 하지만 이미 암이 생긴 환자라면 핵심 미네랄을 고함량으로 복용하여 대사 회로를 활성화해야 한다.

　암환자가 꼭 챙겨야 할 미네랄은 대표적으로 칼슘, 유황, 아연, 셀레늄, 요오드이다. 이 다섯 가지 미네랄은 고함량으로 단독 성분으로 일정 기간 복용하면 좋다. 이 외에 미량 미네랄이 10가지 이상 들어있는 천연 성분의 보충제를 선택하자.

❶ 유방암 환자는 반드시 요오드를 챙겨야 한다.
❷ 천연 성분의 미네랄 보충제를 적극적으로 복용한다.

08

암세포를 감시하는
NK세포 활성도를 높인다

인체에는 바이러스, 세균, 곰팡이에 대한 면역 시스템이 있다. 그중 암세포를 감시하는 것이 T세포이다. T세포의 한 종류가 NK세포 ^{natural killer cell}이다.

건강한 사람들의 신체에서는 매일 약 5,000개의 암세포가 생성된다. 우리가 암에 바로 걸리지 않는 이유는 NK세포가 이상 세포를 감지하여 처리하기 때문이다. T세포가 처리할 수 없는 암세포를 NK세포는 처리할 수 있다. NK세포는 바이러스나 세균에 감염된 세포와 암세포를 파괴한다. 암세포가 전이되기 전에 처리하는 역할을 한다.

NK세포의 특징

NK세포는 숨어있는 암세포를 찾아내는 능력이 있다. 인체의 '자연 항암 세포'라고도 불린다. NK세포는 항암 치료나 방사선 치료를 피한 암세포를 공격할 수 있다.

NK세포는 양보다는 질이 중요하다. 나이가 들수록 NK세포의 활성도가 떨어진다. NK세포 활성도는 우리 몸에 적이 쳐들어올 때 무찌르는 힘이 얼마나 남아 있는지를 알려 주는 요소다. 면역력의 수준을 가늠하는 중요한 지표가 된다.

암세포에 붙은 NK세포는 퍼포린을 분비하고 칼슘 이온과 반응하여 암세포에 구멍을 낸다. 이 구멍으로 그랜자임이라는 효소를 투입하여 암세포의 DNA를 끊어내어 암을 사멸한다. 또한 이 구멍에는 염분과 물이 들어가고 암세포를 팽창시켜 파괴한다. 만약에 세포가 염분과 물이 부족한 탈수상태라면, NK세포가 있어서 구멍을 뚫어도 암세포를 팽창시킬 수 없다. 반대로 염분과 물이 있어도 NK세포가 부족하면 암세포를 처리할 수 없다. NK세포가 정확히 암세포를 처리하는 데는 세포 내의 칼슘 이온, 나트륨 이온과 수분의 균형이 필요하다.

NK세포는 염증이 발생한 곳에 가장 먼저 도달하여 염증세포를 처리한다. NK세포는 면역력의 지표가 되고, 나의 면역 수준을 한눈에 알아볼 수 있게 한다. 표준치료가 끝난 환자에게는 NK세포 활성도 검사를 하는 것을 추천한다. 나 역시 표준치료 후 2년 만에 활성도 검사를 했다. 정상 수치가 500 이상인데, 110이라는 결과를 받았다. 100 이하는 암환자의 수치였다. 표준치료가 끝났어도 적절한 항목의 검사를 하여 면역력을 올리는데 집중해야 한다. 6개월 후에 검사했을 때는 500 이상의 수치가 나왔다. NK세포 활성도를 올려주는 보충제와 식이요법을 적극적으로 시행했기 때문이다.

❶ NK세포 활성도를 검사한다.
❷ NK세포 활성도는 암을 처리하는 능력을 나타낸다.

NK세포 활성도 검사

이 검사는 혈액 내 NK세포를 인위적으로 활성화하여 분비되는 인터페론감마의 양을 정량하여 우리 몸의 암 또는 질병에 대한 저항력을 측정하는 것이다. 활성화된 NK세포는 모양이 깨지지 않고 빛이 나며, 세포의 움직임이 활발하다. 반면 활성도가 약한 세포는 모양이 깨지고 빛이 나지 않으며, 세포의 움직임이 별로 없다. NK세포는 4~6시간의 짧은 시간에도 암세포나 바이러스 감염 세포를 죽일 수 있다. 우리 몸의 최전방 감시자로서 중요한 지표다.

➊ 이상: 100 이하

NK세포의 활성이 매우 낮은 상태다. NK세포의 활성을 저해시키는 질환을 의심할 수 있다.

예) 백혈병, 자가면역질환, 바이러스성 질환, 각종 암

❷ 경계: 100~250

NK세포의 활성이 정상인보다 낮은 상태다. NK세포의 활성을 저하하는 질환의 전조일 수 있다. 일시적인 육체적, 정신적 스트레스로 인해 면역세포의 기능이 저하된 경우다.

❸ 관심: 250~500

현재의 면역 상태가 질병의 발생과 직접적인 관련이 없는 정상 범위다. 하지만, 그 값이 경계 구간에 가까워 상대적으로 면역력이 저하된 상태다. 면역력을 높이는 활동이 필요하다.

❹ 정상: 500 이상

NK세포의 활성이 정상 수준이다. 암과 같은 중증 질환에 대한 NK세포의 면역기능이 이상적인 상태다.

암환자 150명을 대상으로 한 임상 결과, 3~4기로 전이된 암환자의 대부분은 활동성 수치가 0~50이었다. 신장 투석 환자인 경우도 이와 비슷하다. 0~2기 암환자는 대부분 수치가 100 이하에 분포되어 있다.

이 검사는 정상 범위 500~2000pg/ml 사이에 몇이 나오는가가 의미 있는 것이 아니다. 100pg/ml 이하로 체크가 되는 이상 수치를 찾는 것이 중요한 핵심이다.

내 면역력이 어느 선에 도달해 있는지 확인해보는 것은 매우 중요하다. 지금 나의 식이요법과 보충제의 섭취가 제대로 이루어지고 있는지에 대한 지표가 될 수 있기 때문이다.

수치가 500 이상이 나오면 안정적으로 회복되고 있다는 증거일 것이다. 나 역시도 2020년 2월쯤에 몸이 너무 피곤하고, 저녁에는 손 하나 까딱 못 할 만큼의 피로감이 왔었다. 표준치료 후에는 암성 피로 증후군이 생긴다. 아직 세포 내에 활성산소가 해결되지 않고, 영양소가 충분히 사용되지 않고 있기 때문이다. 이때 절대로 방심해서는 안 된다. 여러 가지 부작용과 질병들이 우리를 기다리고 있다. 나는 집중적으로 골수에서 면역세포의 생성을 촉진하는 성분인 베타글루칸, 후코이단, 아연, 맥주효모를 보충제로 써서 피로감을 해결하고 면역력을 올렸다.

❶ NK세포 활성도 100 이하는 암이 있는 상태를 나타낸다.
❷ NK세포 활성도가 500 이상이면 면역기능이 정상이다.

NK세포 활성도를 높이는 방법

① 숙면하고 스트레스를 줄인다.

② 현미를 먹는다.

미강에 함유된 '아라비녹실란'은 암세포를 억제하여 항암효과가 높다.

③ 숲을 가까이한다.

삼림욕을 시작한 지 이틀 후가 되면 첫날에 비해 활성도가 8% 증가한다.

④ 버섯을 즐겨 먹는다.

버섯 속에 있는 베타글루칸의 성분이 NK세포의 증식을 돕는 물질인 '사이토카인'을 생성한다.

⑤ 도움이 되는 음식을 섭취한다.

베타카로틴(당근, 호박, 시금치 등), 이소플라본(콩, 두부, 된장, 청국장 등), 숙성마늘, 블루베리, 십자화과 채소를 매일 섭취한다.

숙성마늘을 복용하면 NK세포 활성도가 30% 증가한다. 청국장을 하루 100mg씩 섭취한 성인 99명의 NK세포 활성도는 4주 후에 39.4%, 8주 후에 52.3%가 증가했다.

⑥ 물을 충분히 마시고 체내 염도에 신경 쓴다.

염도계를 사용하여 소변의 염도를 측정할 수 있다. 정상인의 염도는 0.9이다. 반면에 암환자의 염도는 0.4 이하다. 염도가 너무 낮은 것도 NK세포의 암세포 공격에 문제가 될 수 있다.

⑦ 스트레칭을 한다.

유방암 환자는 림프절 절제로 인해 림프순환에 문제가 생긴다. 어깨와 목, 등 근육의 근막을 풀어주는 스트레칭을 매일 하는 것이 좋다. 관절에 무리가 가지 않는 트램펄린 위에서 뛰는 것도 림프순환에 좋다. 운동하면 체온이 올라가고 행복감을 주는 세로토닌 호르몬이 배출된다. 혈액순환도 빨라져서 염증 물질의 제거가 쉽게 된다.

⑧ 최대한 천연에 가까운 보충제를 선택하여 복용한다.

다시마 추출물(후코이단), 아로니아 추출물, 강황, 아연, 맥주효모, 베타글루칸을 복용한다.

⑨ 많이 웃고 감사하는 말을 한다.

❶ NK세포 활성도를 높이려면 현미, 버섯, 청국장, 블루베리를 섭취한다.
❷ NK세포 활성도를 높이려면 베타글루칸, 후코이단, 강황, 아연 등의 보충제를 복용한다.

09

교감신경과 부교감신경의 균형

우리 몸에는 여러 가지 신경계가 존재한다. 운동신경, 감각신경과 척추의 신경절에서 나오는 자율신경계가 있다. 운동신경과 감각신경은 뇌에서 명령을 내리며 스스로 조절이 가능하다. 반면 자율신경은 자신의 의지대로 조절할 수 없는 신경계이다. 자율신경계는 교감신경과 부교감신경이 있고, 두 신경계의 균형과 조화가 우리 신체의 건강과 밀접한 연관이 있다.

교감신경은 흥분과 위기 상황을 지배하고, 부교감신경은 안정과 휴식을 다스린다. 우리 몸의 심혈관, 위장, 생식기, 간, 동공, 호흡 등을 조절한다.

교감신경 vs 부교감신경

자율신경계의 기능

장기	교감신경	부교감신경
동공	확대	수축
침샘	억제	촉진
기관지	이완	수축
호흡	촉진	이완
심혈관	촉진	이완
위장	억제	촉진
간	포도당 분비	
부신	촉진	
방광	이완	수축
땀샘	촉진	

　낮에는 교감신경이 우세하여 심장의 작용을 촉진하고 호흡을 조절한다. 반대로 휴식할 때나 식사할 때는 부교감신경이 우세하여 소화액의 분비를 촉진하고 연동운동을 활발하게 한다. 이 자율신경의 조절은 내부 장기와 혈액 속의 백혈구에도 영향을 미친다.

　백혈구도 역시 인체의 면역력의 지표가 된다. 면역 시스템을 관장하는 백혈구는 크게 3가지로 분류한다. 과립구(전체의 65%), 림프구(35%), 마크로파지(5%)로 구성된다. 과립구는 호중구, 호산구, 호염기구로 나뉘는데, 대부분이 호중구가 차지한다.

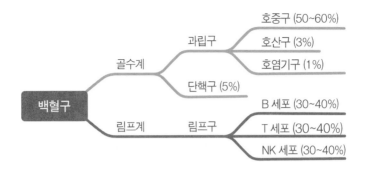

백혈구의 분류

과립구는 크기가 큰 세균을 처리하고, 림프구는 바이러스처럼 아주 작은 이물질을 제거한다. 간단하게 과립구는 호중구로 이해하면 쉽다. 항암 중 혈액검사는 이 호중구 수치를 체크한다. 호중구의 수치가 낮다는 것은 외부 세균의 감염으로부터 몸을 지킬 수 없다는 뜻이다. 과립구의 증가는 다른 세균과 싸워서 몸 안에서 염증반응이 나타난다는 증거다. 교감신경이 우세할 때는 과립구가 증가하고, 부교감신경이 우세할 때는 림프구가 증가한다.

세계적인 면역학자 아보 도오루 박사의 연구에 따르면, 갓 태어난 신생아의 백혈구 수는 15,000까지 올라간다. 아보 도오루 박사는 엄마 뱃속에서 탯줄로 산소를 공급받다가 호흡을 통해 산소를 공급받는 방식의 변화가 스트레스로 작용했다고 보았다. 신생아의 과립구가 증가한 이유는 갑작스러운 환경 변화로 교감신경이 긴장했기 때문이다. 과립구의 증가는 간에서도 나타나는데 이것 때문에 신생아가 황달에 걸린다. 신생아의 황달은 스트레스를 받으면 교감신경이 항진되고 그것은 조직의 파괴로 이어진다는 것을 보여준다.

 ❶ 암이 오는 체질은 교감신경이 항진하는 경향이 있다.
❷ 교감신경이 우세하면 과립구가 증가하여 염증 수치가 높아진다.

교감신경이 지나치게 항진된 상태가 되면 나타나는 증상

❶ 과립구가 증가하고, 대량의 활성산소가 발생하여 조직이 손상을 입는다.

지속적인 과로, 충분하지 않은 휴식, 고민과 억울함, 분노가 가득한 마음, 에어컨에 장시간 노출된 상태, 지속적인 불면 등은 스트레스를 일으킨다. 이때 주로 손상되는 조직은 상피세포나 분비선이다. 세포 분열이 활발한 장소는 장의 상피세포, 폐, 위, 유선(乳腺)이다. 이들의 재생이 활발한 곳에서 암이 발생할 위험이 크다. 스트레스를 받아 조직이 파괴되면 과립구가 분비되고 조직이 재생된다. 이런 과정이 자주 반복되면 대량의 활성산소가 발생하고 유전자 신호전달에 이상이 생긴다.

❷ 교감신경이 흥분하면 혈관이 수축하여 혈액순환 장애가 생긴다.

스트레스를 받으면 교감신경이 분비하는 아드레날린이 혈관을 수축한다. 교감신경이 지나치게 항진되면 곧바로 온몸에 혈액순환 장애가 일어난다. 혈액순환 장애는 세포에 필요한 산소와 영양분의 공급에 문제가 생기게 한다. 노폐물이 정체되고 피로물질이 쌓여서 어깨 결림과 같은 증상이 나타난다.

몸속에서 암이 생기기 쉬운 곳은 냉해지거나, 혈류가 정체되기 쉬운 장소다. 특히 여성의 유방은 돌출되어 있어서 냉하기 쉽고, 혈액의 흐름이 원활하지 않아서 유방암이 생기기 쉽다.

❸ 림프구가 감소한다.

교감신경이 항진되면 부교감신경의 작용이 억제된다. 부교감신경의 지배를 받는 임파구의 수도 감소한다. 림프구는 저체온 상태일 때, 수술, 화학, 방사선 요법을 할 때 크게 비율이 떨어진다. 백혈구 수는 4,000~6,000이 정상 범위이고, 림프구는 백혈구 수의 35% 정도의 수치다. 림프구가 이물질에 대해서 제대로 싸울 수 있는 수치는 1,800이고 항암을 받을 수 있는 수치다. 림프구 비율이 2,100 이상이 되면 가장 이상적이다. 림프구의 NK세포 수치가 떨어지면 매일 생기는 암세포 제거가 어렵다.

❹ 효소, 호르몬 분비에 이상이 생긴다.

코미디 프로그램을 시청하면 웃어서 눈물이 나고, 음식 프로그램을 시청하면 입에 침이 고인다. 이것은 부교감신경이 우세할 때 나타난다.

부교감신경은 음식물을 분해하는 소화효소를 분비하고 노폐물도 배출시킨다. 반면 교감신경이 우세할 때는 아드레날린이 작용하여 온갖 물질의 분비가 정지된다. 대소변의 배설도 힘들어지고 각종 호르몬의 분비에도 이상이 생긴다. 우리 몸의 대사에 꼭 필요한 호르몬 교란으로 각종 병이 시작될 수 있다.

❶ 과립구 증가는 활성산소를 발생하여 조직에 손상이 온다.
❷ 부교감신경의 억제는 림프구를 감소하게 한다.

항암 신경인 부교감신경을 활성화하는 방법

부교감신경은 우리 몸의 기본적인 생리적 활동을 담당하고 있다. 우리 몸에 부교감신경이 우세한 상태라면 마음이 느긋하고 웃음이 나온다. 이런 상태일 때는 혈관이 확장되고 혈액순환이 잘 된다. 몸에 발암물질이 있어도 림프구가 빠르게 해결할 수 있다.

반면에 교감신경은 스트레스를 받거나 집중해야 하는 상황에서 항진된다. 교감신경의 긴장은 온몸의 세포에 영향을 미치므로 긴장하는 생활방식을 바꿔야 한다. 기존보다 10% 정도 일을 줄이고 경쟁적인 사회생활에서 한발 물러서는 것이 좋다. 암환자는 더욱더 투병하는 시간에 '내려놓기'를 배워야 한다.

항암 신경인 부교감신경을 어떻게 활성화해야 할까?

❶ 가벼운 운동을 하여 부교감신경을 자극한다.

헬스장에서 기구를 이용한 근력 운동보다는 스트레칭, 요가, 산책, 붕어 운동이 좋다. 가장 효과적이고 간단한 것은 붕어 운동이다. 이 운동은 척추 신경절을 자극하여 교감신경과 부교감신경의 균형을 가져온다.

붕어 운동은 붕어가 헤엄치는 모습을 형상화한 운동법이다. 똑바로 누워서 팔을 머리 뒤에 두고 다리와 머리를 같은 방향으로 좌우로 움직인다. 척추를 좌우로 움직이게 함으로써 척추의 기립근이 이완된다. 붕어 운동은 아침과 저녁 10분씩 실시하고, 42도 물에 20분 담그는 족욕을 하면 숙면과 이완에 도움이 된다.

❷ 웃음

어깨의 힘을 뺀 다음 손가락을 쫙 편다. 몸의 긴장이 풀리면서 혈류가 정상화되고 면역력이 상승한다.

❸ 호흡

눈을 감고 배로 천천히 숨을 쉰다. 복식호흡으로 안정화한 마음 상태는 부교감신경을 항진시켜서 암을 치유할 수 있게 한다.

❹ 기도와 명상

자기의 생각을 내려놓는 좋은 방법이다.

❺ 복부 마사지

누운 자세에서 배꼽 주위를 시계 방향으로 손가락을 사용해서 5분

이상 눌러준다. 장관 주변의 부교감신경이 활성화되어 마음이 편안해지고 면역력이 올라간다.

❻지압법

두 약지를 제외하고 여덟 손가락의 손톱 양 끝을 10초간 세게 눌러준다. 4회 이상씩 반복하면 좋다. 약지는 교감신경이 존재하는 곳이며 나머지 손가락은 부교감신경이 흐르는 곳이다.

화와 짜증을 자주 내는 사람은 암에 잘 걸릴 수 있는 환경을 스스로 만드는 것이나 다름없다. 화가 나면 교감신경이 흥분되어 혈관이 수축하고 혈액의 흐름이 느려진다. 혈관이 수축된 곳에는 산소 공급이 더뎌져서 상피조직의 손상이 시작된다. 염증이 생긴 곳에 과립구가 모이고 활성산소가 대량으로 만들어진다. 결과적으로는 각종 근육 결림, 통증과 염증이 몸 안에서 생긴다.

화와 짜증의 반복된 결과가 자신의 몸을 파괴한다는 것을 정확히 이해하는 것은 큰 도움이 된다. 반대로 많이 웃을 때는 부교감신경이 활성화되어 면역력이 상승한다. 덕분에 암에 잘 걸리지 않는다.

❶ 부교감신경은 항암 신경이다.
❷ 부교감신경이 우세할 때는 마음이 편안하고 웃음이 나온다.

10

면역력의 80%는 장에서 결정된다

히포크라테스^{Hippocrates}는 '모든 질병은 장에서부터 시작된다.'라고 했다. 최근 연구에서는 우리 몸의 미생물(마이크로바이옴)에 관한 새로운 관점들을 제시하고 있다. 연구에 따르면, 질병의 90%가 장내(腸內)의 미생물의 영향을 받고 있다고 한다. 장내 세균이 유전자 발현의 스위치를 켜거나 끌 수 있다는 것이다.

우리 몸은 60조 개의 세포로 이루어져 있는데, 인간의 장에는 약 100조의 세균이 있다. 장내 세균은 우리 몸의 세포보다 2배 정도가 많다.

장(腸)은 무게로 따지면 1~2kg이다. 미국의 신경생리학자 마이클 거슨은 장을 '제2의 뇌'라고 명명했고, 요즘은 장내 미생물을 '제6의 장기'로 보기도 한다. 그만큼 중요도가 커지고 있다.

에너지를 내려면 소장을 챙기자

현대인은 병원에서 검사해도 원인을 알 수 없는 증상들로 고통을 받는다. 만성피로, 원인 모를 나른함, 에너지 부족, 갑상선 기능 저하, 암, 빈혈, 부신 기능 저하, 심장 및 폐 질환과 장이 관련이 있다. 장 상태가 나쁜 사람은 '브레인 포그(머릿속에 안개가 낀 느낌)', 두뇌 회전이 더디고 집중력 저하와 무기력증에 시달린다. 또한 섬유 근육통, 당뇨병도 일으킨다. 이것의 원인은 소장 내에 유익균과 유해균의 균형이 깨져 있기 때문이다. 소장 내에 비정상적으로 증식된 유해균은 지질 다당류라 불리는 독소(엔도톡신)를 내뿜는다. 이 독소가 소장 내의 점막을 통과해서 전신에 영향을 준다.

장내 세균의 종류와 증식 여부에 따라서 질병을 예측할 수 있다. 2013년 학술지 〈네이처〉에 발표된 내용에 의하면, 당뇨병과 장내 세균의 관계를 알 수 있다. 혈당 수치가 정상인 사람들의 변을 보존해두고 5년 후에 당뇨병에 걸린 사람과 그렇지 않은 사람의 장내 세균을 비교한 연구다. 그 결과는, 당뇨병이 발병하기 5년 전부터 이미 장내에는 '특정한 세균'이 증가하고 있다는 것이다. 이 연구에서 '특정 장내 세균이 있어서 당뇨병에 걸린다.' 또는 '특정 세균이 당뇨병을 유발한다.'라는 추론을 할 수 있다.

우리가 섭취한 음식의 대부분은 소장에서 소화하고 흡수된다. 음식이 장으로 들어오면 소장 세포와 장내 세균은 경쟁적으로 영양분을 얻기 위해서 경쟁한다. 장내 세균은 음식물의 찌꺼기를 먹이로 삼는데, 세균마다 좋아하는 음식이 다르다. 사람마다 장의 세균 지도가 지문과 같이 다 다르다. 각자에게 맞는 장내의 세균총이 다르다는 이야기다. 그러므로 본인에게 맞는 식단과 음식의 종류는 사람마다 다 다르게 구성될 수밖에 없다. 다양한 종류의 장내 세균을 늘리려면 여러 가지 종류의 음식을 골고루 섭취해야 한다. 장내 유익균이 65%를 차지하고 유해균이 35% 정도 되는 비율이 가장 이상적인 균형점이다.

❶ 장내 유익균 65%, 유해균 35%가 가장 이상적인 균형이다.
❷ 암환자의 장에는 진균, 혐기성균이 많다.

세균의 먹이가 되는 음식물

'장내 세균 불균형^{Dysbiosis}'이란 유익균, 유해균의 균형이 깨진 상태를 말한다. 이 불균형의 정도가 낮은 상태에서는 유산균을 보충하면 효과가 있다. 그러나 이 불균형이 상당히 심한 상태라면 유산균만으로는 해결할 수가 없다. 수돗물이 새서 누수되는 것처럼, 장의 내용물이 새고 있는 '장 누수^{Leaky Gut Syndrome}'가 생기기 때문이다. 소장에서 유해균인 칸디다와 진균이 번식하면 소장 점막을 뚫어 버린다. 대표적인 장 누수 증상은 만성 복통, 불면, 복부팽만, 숨참, 편두통, 근육통, 조울증, 기억력 저하, 질염, 방광염, 탈모, 만성피로 등이다. 전신에 걸쳐 다양한 증상들이 나타난다.

유해균인 칸디다의 먹이는 흰설탕, 밀가루의 글루텐 성분, 유제품이다. 세균이 좋아하는 먹이는 절대로 주지 말아야 한다. 세균이 좋아하는 먹이는 바로 '당'이다. 장 누수 환자는 소장 내에 유해균이 폭발적으로 증가하게 된다. 이것을 SIBO증후군Small Intestinal Bacterial Growth이라고 부른다. SIBO 환자는 '저탄수화물식'을 추천한다. 빵, 파스타의 밀가루, 콩류, 우유 및 유제품에 들어있는 락토오스, 과당, 인공감미료를 피해야 한다. 이러한 음식물은 소장에서 거의 흡수되기 힘들어 세균의 먹이가 되어버린다.

특히 설탕 대용품으로 쓰는 인공감미료는 저칼로리로 환영받는다. 이것은 인체가 소화할 수 없는 당의 형태이다. 소장에서 과다하게 증식된 세균은 이 인공감미료를 먹이로 삼는다. 음료수에 들어있는 과당(옥수수 시럽), 포도당 액당, 소르비톨(무설탕껌에 들어있는 당), 스크랄로스(인공감미료)를 피해야 한다. 대신 식사는 정해진 시간에 하루 세끼를 먹고, 과자나 당분 함량이 높은 청량음료와 단 케이크 등의 간식류를 절대 먹지 말아야 한다.

공복 시간이 중요한 이유는 이 시간에 장이 찌꺼기를 깨끗이 청소하기 때문이다. 배에서 꼬르륵 소리가 나는 것은 아주 좋은 신호다. 장이 완전히 비워졌을 때 이런 소리가 날 수 있다.

영양분이 소장에서 흡수되고 나면, 장은 다음 음식물이 들어올 때를 대비해 준비한다. 이것이 소장의 연동운동이다. 이 연동운동은 음식물을 먹지 않을 때 90분 간격으로 일어난다. 계속해서 간식을 먹으면 장 청소를 하는 연동운동이 멈춘다. 식사와 식사 사이의 공복 시간을 확보해야 소장 연동운동이 활발해진다.

❶ 장내 세균의 먹이는 설탕, 밀가루, 유제품이다.
❷ 공복 시간을 유지해야 장이 청소할 시간을 갖는다.

장내 세균 불균형을 해결하는 방법

〈미국 소화기학회지〉에는 서양식을 먹으면 혈액 중 세균 독소가 높아진다는 보고가 실렸다. 서양식 식사는 지방 함량이 높을 뿐만 아니라 식이섬유소가 적은 것이 문제다. 장내 세균의 먹이는 식이섬유인데, 이 먹이가 장내에서 줄어들면 장내 세균이 굶주리게 된다. 이 배고픈 세균들이 가장 먼저 먹어버리는 것은 장 점액층에 들어있는 뮤신이다. 뮤신층이 파괴되면 장 점액층은 더욱 얇아진다.

장내 세균의 독소는 점막 상피세포를 뚫은 후 혈액을 통해서 온몸에 퍼진다. 전신에 이 독소가 퍼지면 가벼운 염증반응이 생겨난다. 자각 증상이 없는 이러한 만성 염증은 인슐린 저항성을 높여서 당뇨병, 비만,

암 등 생활습관병을 일으킨다.

암환자는 표준치료가 다 끝났다면 장내 세균의 이상을 검사하는 것이 좋다. 소변 유기산 검사를 통해서 장 속의 유익균과 유해균의 균형상태를 알아볼 수 있다. 항암, 방사, 수술을 통해 항생물질과 항암제의 독성이 장내 유익균을 없애고 유해균으로 장을 채워버린다. 암이 재발하지 않으려면 이 세균총의 균형을 빨리 정상으로 끌어올려야 한다. 식이요법을 열심히 해도 이미 생겨난 유해균을 없앨 수는 없다. 이럴 때는 균의 종류를 파악하여 병원 처방을 받고 일단 유해균을 해결하는 것이 좋은 방법이다.

기능의학병원에서는 맨 먼저 장의 균을 제거하는 제균요법으로 진료하는 추세다. 항생제(리팍시민)를 한 달씩 투여한다. 리팍시민의 99%는 소화관에서만 흡수되기 때문에 다른 기관에 부작용이 적다. 우리가 수술 후 복용하는 항생제는 유해균과 유익균을 구별하지 않고 모두 사멸시킨다.

다음의 표는 내가 표준치료 후 1년 만에 장내 유기산을 검사한 결과다. 유산균을 몇 년 동안 복용했기 때문에 장내 유해균이 많을 거라고는 생각하지 못했다.

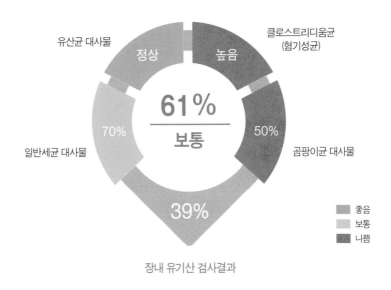

유산균 대사물

정상

높음

클로스트리디움균
(혐기성균)

61%
보통

70%

50%

일반세균 대사물

곰팡이균 대사물

39%

좋음
보통
나쁨

장내 유기산 검사결과

유기산 검사를 해보면 장내 세균 대사의 상태를 알 수 있다. 나는 처음에 유해균이 61%였다. 진균, 혐기성균, 세균 등이 가득 차 있는 걸 확인하고 엄청 놀랐다. 암환자의 장내 세균은 혐기성균과 진균이 많이 있다고 한다.

나는 1차로는 리팍시민으로 제균요법을 했다. 리팍시민 요법 이후로 생긴 변비 증상을 해결하는 것이 어려웠다. 변비, 설사가 있을 때 적극적으로 보충제를 복용해서 해결했다. 2차로는 '박테로이신'이라는 천연 항생물질로 제균을 했다. 음식물 속의 천연 항생물질에는 알리신 성분(마늘), 코코넛오일, 후코이단(다시마), 베르베린(황련), 생강 등이 있다. 암환자는 식단에 이것을 추가하고 천연의 보충제를 복용하여 장내 면역력을 최상으로 회복해야 한다.

❶ 장내 미생물의 먹이인 식이섬유를 충분히 섭취한다.

❷ 장내 유기산 검사를 통해 나의 유익균, 유해균의 비율을 알아본다.

11

몸을 파괴하는 활성산소

활성산소는 우리 몸에 필수적인 존재이지만, 지나치게 많아지면 노화와 질병의 원인이 된다. 세포 내 미토콘드리아는 호흡하는 과정에서 산소를 이용해 에너지를 만든다. 이때 에너지와 함께 활성산소도 생성된다. 활성산소는 자동차가 움직일 때 배기가스를 배출하는 것으로 비유할 수 있다.

활성산소란?

우리 몸의 에너지 대사 과정에서 ATP와 함께 활성산소가 만들어진다. 모든 전자는 짝이 있을 때 안정화된다. 짝이 없는 상태인 활성산소는 안정적인 분자들을 공격하여 전자를 빼앗아 간다. 건강한 세포가 전자를 빼앗기는 작용을 산화 과정이라고 부른다.

공격받은 정상세포는 짝을 빼앗겨 자신이 활성산소가 되어버린다. 이런 반응이 연쇄적으로 세포에 일어나면 혼란이 생긴다. 활성산소가 DNA와 반응하면 DNA 기능이 변화되어 암을 만든다. 활성산소가 단백질과 만나서 뇌에 쌓이면 치매를 유발한다. 활성산소가 지방과 만나면 심혈관계 질환을 일으킨다. 이렇게 활성산소는 전신의 조직을 손상하여 질병을 유발한다.

암세포는 활성산소의 지속적인 공격을 받고 손상되어 변형된 세포다. 활성산소가 세포의 전자를 빼앗기지 않게 하는 작용을 항산화 작용이라고 한다. 우리 몸에는 이러한 활성산소를 처리하는 항산화 시스템이 존재한다. 이 시스템이 독성이나 환경 물질로 작동하지 않거나 활성산소가 과하게 발생될 때 조직은 손상을 받는다.

1982년 의학 학술지 〈발암Carciogenesis〉에 따르면, 일반적인 환경 화학 물질이 세포 간 소통을 방해하는 것만으로도 암을 일으킬 수 있다고 한다. 현대인은 편리한 생활방식으로 인해 독성이 과부하 상태이다. 수백 가지의 독성 화학물질이 세포와 조직 내에 축적되어 있다. 체내의 항산화 시스템을 활성화하고 추가로 항산화 역할을 하는 과일, 채소의 섭취를 늘려 해독하는 것이 중요하다.

또한 스트레스로 혈류가 급격히 빨라질 때는 활성산소가 전신의 각 세포로 빠르게 전달된다. 이 활성산소를 빠르게 없애는 방법은 비타민, 미네랄이 풍부한 채소와 과일을 섭취하는 것이다. 식물에 존재하는 파이토케미컬Phytochemicals과 천연보충제를 통한 최적화된 영양 공급이 심혈관 질환, 암 등의 다양한 질병의 발생을 예방하고 치료하는 데 도움을 준다. 카로티노이드, 이소플라본, 파이토에스트로겐Phytoestrogen, 파이토에스트롤Phytoestrols이 풍부한 채소와 과일은 콜레스테롤과 활성산소를 억제하고 항염증 작용을 한다.

❶ 활성산소는 불안정한 상태의 전자다.
❷ 활성산소는 식물의 파이토케미컬로 제거할 수 있다.

활성산소가 많아지면
몸은 만성 염증 상태가 된다

만성 염증은 모든 만성 질환의 주요 원인이 되고, 암 발병과도 관련이 깊다. 급성 염증은 통증과 발열, 발적 등의 증상이 나타나므로 대처하기가 쉽다. 문제는 몸 안에서 증상을 드러내지 않고 잠재적으로 있는 만성 염증이다. 만성 염증이 지속되면 피로물질, 노폐물이 쌓여 대사 이상, 세포의 변이 등을 일으킨다.

만성 염증의 통로는 혈액 속의 활성산소이다. 또한 만성 염증의 주범은 당분이다. 이 당분이 단백질이나 지방과 만나면 AGEs^{Advanced Glycation End products} 즉 최종당화산물이라고 불리는 '당독소'를 만든다.

당분은 혈액, 간(과식, 지나친 약물, 지방 등이 공격), 콩팥(약물, 첨가물, 혈당)에 '당독소'의 형태로 쌓인다. 활성산소와 만난 당독소는 염증 단백질인 NF-kB에 신호를 주고 염증이 폭발적으로 늘어난다.

이런 염증을 일으키는 것은 우리가 섭취하는 음식이다. 활성산소를 배출하는 식습관은 염증성 지방 섭취는 많고, 식물성 항산화제의 섭취는 현저히 낮은 것이다. 몸에 좋지 않은 지방의 섭취는 COX-2를 많이 만들어 통증과 염증을 일으킨다.

현대인은 이런 통증을 해결하기 위해 많은 종류의 소염진통제를 복용한다. 이것은 근본적인 치료가 아니다. 더욱이 암환자는 진통제에 의존하지 말고 식습관을 바꿔야 한다.

마트에서 손쉽게 사는 간식거리는 몸속에 들어온 순간 활성산소를 만든다고 보면 된다. 활성산소가 만들어진다는 의미는 곧 내 몸에 염증이 생긴다는 것이다. 식용유 섭취를 줄이고 건강한 식물성 기름으로 바꿔야 한다. 고탄수화물에서 저탄수화물로 식이를 전환하면 좋다.

만성 염증의 원인은 가공된 기름, 곡물, 설탕이다. 오메가6 지방산이 많은 식용유를 섭취한 사람은 그렇지 않은 사람보다 DNA 손상이 40배가 많다는 연구 결과가 있다. 매일 1만 개의 DNA가 활성산소에 의해서 손상된다고 한다. 만성 염증이 암 발생률 25%의 원인에 해당한다.

활성산소는 정상적인 세포 대사 과정에서 발생하고, 다른 경로는 외부 독소의 유입으로 만들어진다. 이 독소를 해독하는 장기가 바로 '간'이다. 간의 싸이토크롬 p450 효소는 독성물질을 무독화시키고 이 과정에서 활성산소가 발생한다. 또한 미토콘드리아는 탄수화물을 에너지로 만드는 과정에서 활성산소를 많이 만들어낸다. 그러므로 암환자는 때에 따라 절식과 칼로리 제한식을 해야 한다. 에너지를 만들어낼 때의 활성산소를 최대한 줄이는 전략이 필요하다. 탄수화물 위주의 식단을 항산화제가 풍부한 야채과일식으로 바꾸는 것이 좋다.

❶ 활성산소가 많으면 몸은 만성 염증 상태가 된다.
❷ 식용유, 설탕, 과도한 탄수화물 섭취는 만성 염증을 일으킨다.

항산화제의 종류와 구분

인체는 스스로 항산화물질을 만든다. 항산화물질에는 SOD^{Superoxide} ^{Dismutase}, 글루타치온, 유비퀴논, 요산과 빌리루빈, 멜라토닌(생체리듬에 관여해 수면을 유도하는 동시에 항산화제 역할을 한다), 코큐텐(조효소의 일

종으로 미토콘드리아에 존재하며 활성산소를 제거한다) 등이 있다. 그중 글루타치온이 가장 강력한 항산화 역할을 하고, 간의 2단계 해독 과정에 관여한다. 체내에 유입된 발암물질을 해독하고 세포 간의 정보 전달 및 조절에도 관여한다. 충분한 양의 글루타치온을 생성하려면 적절한 양의 단백질을 섭취해야 한다.

또한 외부에서 공급받는 항산화물질은 아래와 같은 식품의 섭취를 통해서 할 수 있다.

체외 항산화물질의 종류
❶ 카로티노이드
과일과 채소의 노랗고 붉은색의 천연 색소.
- 베타카로틴: 몸 안에서 비타민A로 전환한다. 고구마, 호박, 당근, 망고, 시금치.
- 라이코펜: 붉은 색소, 토마토, 수박, 자몽.
- 루테인: 시력을 보호하고 황반변성을 예방한다. 시금치, 양배추.

❷ 플라보노이드
노화를 방지한다.
- 카테킨: 녹차와 포도에 함유되어 있고, 콜레스테롤 수치를 낮추는 역할을 한다.
- 레스베라트롤: 포도 껍질과 씨에 풍부하다. 심장질환과 뇌졸중을

예방한다.

- 프로안토시아니딘: 포도와 소나무 껍질에 풍부하다. 혈관을 보호하고 콜라겐을 강화한다.

❸ 이소플라본

콜레스테롤을 낮추는 역할을 한다.

- 제니스테인: 두부, 두유, 된장 등의 콩 제품에 풍부하다. 암을 억제하고 예방한다.

- 다이드제인: 콩 제품에 풍부하다. 암을 억제한다.

❹ 비타민 A, C, E

과일, 견과류, 해조류에 풍부하다.

❺ 미네랄

셀레늄, 아연, 크롬, 망간.

❻ 엔 - 아세틸 시스테인

양파와 마늘에 많다.

❼ 코엔자임큐텐

연어, 고등어, 시금치 등에 많다.

❽ 디 - 인돌릴메탄

십자화과 식물(브로콜리, 양배추, 콜리플라워)에 풍부하다.

❾ 쿼르세틴

양파에 풍부하다.

❿ 블랙커민씨 오일

아스피린보다 항염증 효과가 200배 뛰어나다.

⓫ 검은 후추

NF-kB 염증 단백질 발현을 억제한다.

⓬ 강황

암유전자 발현을 억제한다. 세포주기 조절에도 관여한다. 천연 '항암'
식물로 불린다.

이러한 식물영양소는 암을 예방할 뿐만 아니라 암이 발생했을 때 치
료 효과도 기대할 수 있다. 면역계 활동을 조절하고 염증을 감소시킨
다. 호르몬을 조절하고 혈관신생을 예방하여 암세포의 전이를 억제하
는 효과도 있다. 이러한 긍정적인 효과가 있음에도 항암과 방사선 치료
중의 항산화제 복용에는 여러 가지 의견이 있다. 나는 항암, 방사선 치
료 중에는 최대한 식품으로부터 항산화제를 공급받고, 보충제를 통한

섭취는 자제하는 것이 좋다고 본다.

항산화제는 과다한 여성호르몬, 제초제, 살충제에 많은 다이옥신 같은 환경호르몬을 해독하는 것에 도움을 준다. 항산화물질은 서로 유기적으로 작용하므로 골고루 음식을 섭취했을 때 상승효과가 나타난다. 항산화제는 활성산소에 의해 손상된 부위를 재생하고 우리 피부와 관절, 힘줄, 인대 등을 구성하는 콜라겐과 섬유질을 재생시킨다. 과도한 운동은 활성산소를 발생하기 때문에 가볍게 30분 정도 운동을 하되 땀이 날 정도로 한다. 우리 몸의 독소 배출 통로는 땀, 소변, 대변이다. 이 3가지 배출 통로가 정상적으로 작동하고, 항산화제를 통한 간의 해독 과정이 원활하다면 우리는 건강을 되찾을 수 있다.

❶ 항산화제는 환경호르몬의 해독제 역할을 한다.
❷ 야채, 과일에 들어있는 성분은 항산화 역할을 한다.

12

위의 저산증을 개선하여
소화 흡수력을 높인다

pH란 우리 몸의 수소 이온 농도를 표시하는 지표다. 수치는 1에서 14까지다. 7을 기준으로 7.0은 중성이고, 7보다 이하 수치이면 산성, 7~14까지를 알칼리성으로 표시한다. 건강한 사람의 체액은 pH 7.4 내외 정도를 유지한다. 이 농도를 크게 좌우하는 것은 음식의 영향이 크다.

신체 pH 수치 조절은 생각하는 것보다 훨씬 중요한 부분이다. 왜냐면, 제대로 균형이 이루어지지 않을 때 우리 몸은 질병이 걸리기 쉬운 상태가 되기 때문이다. 특히 몸에 좋지 않은 미생물이나 세균들은 산성 pH일 때 과도하게 증식할 수 있다.

우리 몸의 적정 pH는 얼마인가?

우리 몸은 약알칼리성이 최고의 건강 균형상태이다. 건강할 때 혈액, 척수, 침의 pH는 7.4에 해당한다. 암환자들의 소변 pH는 4.5~5.5를 나타낸다. 말기일수록 몸의 산성화는 더욱 심해진다.

pH를 측정하기 좋은 시간은 아침 일찍 공복 상태다. 입에 고여 있는 침을 모아서 리트머스 시험지에 측정한다. 또는 소변의 농도를 리트머스 시험지로 측정할 수 있다. 나는 암 발견 때 검사지를 보니 소변의 농도가 pH 5.5이었다. 지금은 소변 pH 7.0~7.8로 변화되었다. 간단히 리트머스 시험지로 소변만 검사해도 내 몸의 균형상태를 알 수 있다.

그렇다면 어떤 조건들이 체액을 산성화시키는 것일까? 나는 음식을 기존의 식단에서 완전히 변화를 주고 꾸준히 실행하였기에 산성화된 체질에서 벗어날 수 있었다. 가공식품과 첨가물이 있는 음식은 몸을 산성화한다. 설탕, 튀긴 음식들도 세포 내 산소 공급을 막기 때문에 줄이거나 끊어야 한다.

대표적인 산성 식품은 버터, 우유, 돼지고기, 소고기 등이고 혈액의 흐름을 느리게 한다. 알칼리성 식품은 마늘, 양배추, 케일 등의 채소류와 과일이다. 완전히 알칼리성으로만 섭취하기는 힘들고 알칼리성과 산성 식품을 2.5:1로 섭취하는 것이 이상적이라고 한다. 야채와 과일의 양은 다른 식품보다 2배 이상으로 구성해야 한다.

체액이 알칼리성 상태일 때 혈액 내에 산소가 더 많이 용해된다. 체액이 산성화되면 신체의 산소 운반능력이 떨어져 세포 내 저산소 환경이 만들어진다. 이런 상태가 지속되면 예민해지고 숙면하기가 어렵다. 면역력이 저하되고 피부 발진, 잇몸 질환, 각종 염증과 혈액의 산성화, 순환 장애도 나타난다.

우리 몸은 pH의 변화에 매우 민감하다. 암을 예방하고 치유하는 방법의 하나는 정상 체액으로 바꾸는 것이다. '거슨 요법' 같은 치료법은 1일 10잔 이상 녹즙을 섭취해 몸을 알칼리화시키는 방법을 시행한다. 천연에 가까운 미네랄 보충제를 이용하는 것도 효과가 있다.

❶ 몸의 체액은 pH 7.4가 제일 좋다.
❷ 암 환자는 소변의 pH가 4.5~5.5이다.

위의 저산증은 어떻게 해결하나?

음식을 섭취하여 구강에서 위를 통과하고 장으로 가는 과정의 소화, 흡수 환경이 중요하다. 위는 펩신과 염산을 분비하여 단백질을 소화한다. 분쇄된 음식물과 위액이 혼합되어 죽 상태가 된다. 위는 부피가 20배까지 커져서 충만, 저장, 혼합, 배출의 역할을 한다.

음식과 수분은 위점막을 통해 혈액으로 흡수되지 않는다. 위는 위산으로 음식물을 분배해서 장으로 보낸다. 위가 이러한 역할을 하기 위한 최적의 pH는 1~2이다.

우리 몸의 체액 중 위액만이 강산성을 띤다. 외부로부터 섭취한 음식물의 세균이나 바이러스가 강산성의 위액에 의해서 살균되고 제거된다. 위산이 충분해야 칼슘, 마그네슘, 아연, 구리, 철, 셀레늄과 같은 미네랄의 흡수가 원활하다.

위산이 결핍되면 위 내에 헬리코박터균이 증가한다. 그러면 우리 몸의 면역체계는 헬리코박터균을 죽이기 위해 과립구가 분비된다. 면역계가 공격을 시작하면 이 부위에 활성산소가 과도하게 생기기 시작한다. 활성산소의 과다 발생 구역은 암이 발생하기 좋은 환경이다.

저산증이란 위액의 pH가 3~5로 증가된 상태를 말한다. 위산이 부족하면 많은 증상이 야기된다. 속쓰림이 있어서 처방되는 위산 분비 억제제를 사용하면 pH가 2~5로 올라간다. 속쓰림이 잠시 개선되지만 다른 부작용이 따라온다.

저산증의 결과
✎ 단백질의 흡수 불량으로 영양 결핍이 발생한다.
✎ 위식도 역류질환 또는 소화기암의 원인이 된다.
✎ 십이지장에서 세균의 과다 승식이 일어나 위장관염과 같은 감염질환의 빈도가 높아진다.
✎ 미량원소의 흡수를 저해하여 노화가 촉진된다.
✎ 비타민B_{12}의 흡수를 저해하여 빈혈을 일으킨다.

🖋 명치가 답답하거나 아프다. 소화 장애, 더부룩함, 잦은 트림, 속쓰림, 설사, 소화되지 않는 음식이 변으로 나타난다.

🖋 오심과 통증이 유발되고 불면증이 생긴다.

미국, 한국, 일본인의 연령에 따른 무산증 빈도(%)

인구	무산증 빈도 (%)		
	20-40대	40-50대	60대 이상
미국	12.5	26.2	31.5
한국	40.9	46.2	57
일본	52.5	81.6	90

심창구 서울대 명예교수의 연구에 의하면, 한국인과 일본인은 무산증 상태가 60세 이상일수록 많은 것을 볼 수 있다. 60대 이상의 성인 절반은 저산증 상태다. 바로 이것이 대다수 성인이 위장에 문제를 가지고 있는 원인이다.

저산증을 교정하기 위해서는 위산 분비 억제제를 중지하고, 천연유기산을 섭취해야 한다. 아로니아 농축액과 레몬 1개를 즙을 내서 물에 희석하여 마신다. 아로니아 농축액의 활성형 시아니딘 성분이 위벽을 재생하고 위액을 만들어낸다. 천연 사과식초를 식사 5분 전에 소주잔 반 정도 마시는 것도 위액 분비에 도움이 된다. 소화효소를 돕는 효소제와 죽염도 같이 복용하면 소화력과 체액 교정에 더욱더 효과적이다.

암세포는 알칼리성에서 사멸된다

암세포는 산성 환경에서 자라나고 알칼리성 환경에서 자라나지 못한다. 그렇다면 암 치료의 첫 단추는 체액 교정일 것이다. 건강한 사람은 식단을 바꿔서 체액을 교정할 수 있다. 알칼리성 식품을 늘리면 된다. 신선한 과일, 채소를 늘리고 가공식품, 설탕, 우유를 줄여야 한다.

그러나 암환자인 경우에는 채소즙을 섭취하는 것만으로는 정상으로 돌아오기가 힘들다. 그 이유는 암세포는 자체에서 산성 물질을 분비하기 때문이다. 세포막이 산화되어 산소 교환이 적어지면 저산소 구역이 되고 젖산 분비가 많아지면 체액이 산성화된다.

염증이 있는 부위나 암 조직의 pH 농도는 매우 낮다. 정상 조직의 pH는 7.0 이상인 반면 종양 세포 내의 pH 농도는 6.5 이하다. 면역세포는 세포 내 환경이 강산성일 경우에는 뚫고 들어가지를 못한다.

암세포의 에너지 대사 부산물인 젖산은 인체를 산성화시킨다. 암세포 주위가 '저산소와 산성'인 상태가 되면 암세포는 새로운 능력을 부여받는다. 저산소 환경에서 암세포는 인접한 혈관에 영양분을 공급받기 위해 신호를 방출한다. 이 신호에 자극받은 혈관은 암세포가 있는 방향으로 새로운 혈관 가지를 만들어 암세포를 위해 영양분과 산소를 공급한다. 이것이 바로 암세포의 '혈관신생 효과'이다.

외과 의사인 스티븐 피제 박사는 암세포의 전이와 관련하여 '종자와 토양' 가설을 주장했다. 그는 산성화된 종양 환경을 토양에 비유했다. 암세포가 자랄 수 있는 환경이 전제되어야만 암이 자라고 전이될 수 있다는 것이다. 즉, 인체의 체액이 약알칼리성으로 유지된다면 아무리 치명적인 암의 씨앗이라도 뿌리를 내릴 수 없어 전이를 예방할 수 있다. 피제 박사가 말한 '토양'은 현재 '종양 미세환경Tumor Microenvironment'이라고 부른다. 전이를 막는 방법의 하나는 체액을 교정하고 혈액이 원활히 순환할 수 있는 환경을 만드는 것이다.

건강한 사람의 혈액의 pH는 7.4(침 pH 7.4, 소변 pH 7.4, 세포액 pH 7.4)이다. 단지 위산의 pH만 산성인 pH 1~2이다. 우리 몸의 체내 항상성이 깨지는 것을 알아볼 수 있는 척도는 혈액, 타액, 소변의 pH이다. 정기적으로 이 3가지의 pH 변화를 관찰하는 것만으로도 건강 상태를 예측해볼 수 있다.

인간은 나이가 들어감에 따라 노화의 과정으로 몸이 산성화된다. 이것을 막기 위해서는 천연 유기산을 보충하여 위액을 약산성으로 유지하고, 알칼리성 음식의 섭취를 늘려야 한다.

❶ 암세포는 산성 환경을 좋아한다.
❷ 암세포는 약알칼리성을 싫어한다.

3장

항암 치료할때
반드시 실천해야 할 것들

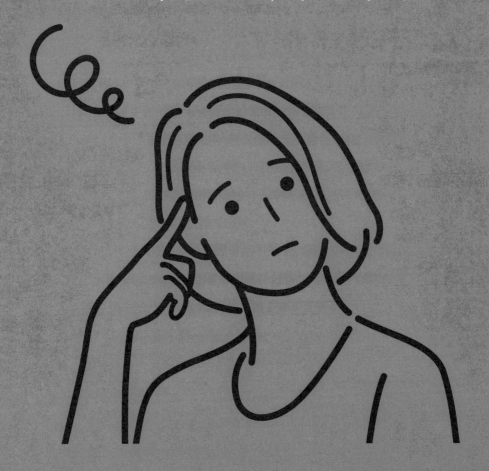

13

유방암 병기,
암 유형을 알아야 한다

전 세계와 한국의 암 발생 추이를 살펴보면, 여성
은 유방암 발생률이 1위를 차지하고 있다. 2012년
통계에 의하면, 전 세계에서 170만 명의 유방암 환
자가 발생했다. 우리나라 유방암 환자 발생은 지난
10년 동안 무려 3배 이상 증가했다.

우리나라의 연령별 유방암 환자 발생률은 2010
년 여성 인구 10만 명당 30대는 52.7명, 40대는
147.9명, 50대는 144.2명, 60대는 108.3명, 70
대는 55.8명, 80대는 14.3명이었다. 우리나라는
특이하게도 40대 > 50대 > 60대 > 70대 > 30대
순의 발병 빈도를 보였다. 서구에서는 60, 70대 환
자들이 증가하는 반면, 우리나라는 40, 50대 환자
들이 폭발적으로 증가하고 있다.

유방암의 발병 이유

40대에 들어선 여성이라면 6개월마다 정기검진을 꼭 해야 한다. 특히 유방촬영술로 발견되지 않는 경우가 많으므로 유방초음파를 받아야 한다. 나는 5년 전 초음파에 아무것도 없고 깨끗하다는 결과를 통보받았다. 그래서 5년 동안 유방초음파를 하지 않고 유방촬영술만 받았다.

유방암의 발병 원인은 여러 가지 경로가 있을 것이다. 이 책에서는 유전적인 요소로 발생한 유방암에 관한 고찰보다는 생활습관과 식이습관의 변화를 발생의 원인으로 보고 그 해결책을 담았다. 서구화된 식

전 세계 유방암 발생 현황 비교

발생률 상위 국가 10		발생률 하위 국가 10	
1. 벨기에	113.2%	1. 한국	59.8%
2. 네덜란드	105.9%	2. 일본	57.6%
3. 프랑스	99.1%	3. 러시아	53.6%
4. 영국	93.6%	4. 쿠웨이트	53.4%
5. 이탈리아	92.8%	5. 아랍에미레이트	52.9%
6. 미국	84.9%	6. 루마니아	51.6%
7. 캐나다	83.8%	7. 칠레	40.9%
8. 이스라엘	78.55%	8. 중국	36.1%
9. 그리스	69.3%	9. 북한	32.8%
10. 싱가포르	64%	10. 사우디아라비아	27.3%

출처: 유방암 백서(2018)

생활, 인스턴트와 외식으로 인한 식습관, 운동 부족, 스트레스와 비만 등을 원인으로 제시한다.

전 세계 유방암 발생률 비교표를 살펴보면, 상위 10개국의 발생률은 상당히 높다. 유럽과 미국, 지중해 건강식으로 유명한 이탈리아도 높았다. 이 나라 사람들이 매일 먹는 식단에 문제가 있는 것이다. 우리나라와 다른 주식으로 밀, 우유, 치즈와 유제품을 매 식단에 포함한다.

반면 유방암 하위 발생 국가는 아시아권이 대부분이다. 나는 중국의 유방암 발생률이 우리나라보다 적다는 것에 좀 놀랐다. 중국에서 오래 거주한 경험이 있기 때문에 우리나라와 다른 식습관에 대해 잘 알고 있다. 중국 여성들은 거의 매일 아침에 직접 갈아 만든 콩물을 마신다. 우리가 슈퍼에서 살 수 있는 두유와는 완전히 다른 맛이다. 또한 중국 여성들은 녹차, 우롱차 등을 우리가 예전에 보리차를 마시듯이 음용한다. 우리나라 여성들이 커피 라떼를 즐겨 마신다면, 중국 여성들은 콩물과 우롱차를 자주 마신다.

나는 중국의 환경오염이 우리나라보다 심해서 유방암 발생률이 높을 것으로 예측했다. 그러나 결과는 우리나라가 중국보다 유방암 발생률이 2배 정도 높다. 나는 식이 습관이 유방암 발생률의 차이를 만들었다고 본다. 콩과 녹차, 발효된 우롱차 등에는 여성호르몬과 강력한 항산화제 성분이 함유되어 있다. 매일 섭취하는 음식이 현재의 나를 만드는 셈이다.

❶ 40세 이상 여성은 6개월마다 유방 초음파를 해야 한다.

❷ 식습관과 유방암 발병은 연관성이 있다.

유방암 병기 구분하기

유방암이 진단되면 유방 초음파, MRI나 PET-CT 등 영상학적 검사를 한다. 암의 크기(T), 림프절의 분포와 개수(N), 원격 장기로의 전이 여부(M)로 병기(TNM stage)를 결정한다. 정확한 병기는 수술 후에 확정된다.

처음에는 유방촬영술, 유방 초음파에 이상소견이 보이면 맘모톱으로 조직을 떼어낸다. 이 검사로 암세포의 유무를 알아낼 수 있지만, 더 정확한 암의 크기와 성질 등은 수술 후에 조직검사를 해봐야 알 수 있다.

수술 후 받는 결과지는 영어로 표기된다. 이 내용이 무엇인지 정확히 파악해보자.

T병기: 종양의 크기에 따른 유방암 병기

Tis: 소엽 또는 유관 상피내암

T1: 종양 최대 직경 2cm 이하

T2: 종양 최대 직경 2cm 초과, 5cm 이하

T3: 종양 최대 직경 5cm 초과

각자 자신의 결과지를 꺼내어 의미를 파악해보자.

나의 수술 후 조직검사 결과는 T2N1M0 Stage 2B이었다. 나의 종양 크기는 'T2'이므로 2~5cm라는 뜻이다. 실제로 2.5, 2.9cm 큰 사이즈와 작은 종양들이 왼쪽 가슴에 쫙 깔려 있었다. 'N1'는 같은 쪽 겨드랑이에 림프절 전이가 있다는 뜻이다. 병원에서는 림프절 절제를 줄이기 위해서 선 항암 8차로 시행하였다. 수술할 때 20개를 떼어보니 2개가 깊숙한 부분에 전이가 있었다. 'M0'는 다른 장기로의 원격전이는 없다는 뜻이다. 'Stage 2B'는 결과가 '유방암 2기 B'라는 것이다.

❶ 유방촬영술보다 유방 초음파가 더 정확하다.
❷ 수술 후에 조직검사를 해야 정확한 병기를 알 수 있다.

유방암 타입에 대한 이해

모든 세포의 표면에는 다른 세포와 신호를 주고받는 수용체가 존재한다. 수용체 간의 신호로 세포는 증식하거나 사멸한다. 만약 세포의 수용체에 문제가 생긴다면 세포의 분열과 성장에 이상 현상이 나타난다.

유방암은 호르몬 수용체의 유무에 따라 3가지 유형으로 분류된다.

✎ 에스트로겐 수용체, 프로게스테론 수용체(호르몬 양성 수용체): 양성, 음성
✎ HER2 수용체: 양성, 음성
✎ 삼중 음성: 위 3가지 수용체가 없는 그룹

'호르몬 양성'은 여성호르몬인 에스트로겐과 프로게스테론에 의해서 증식이 촉진된다는 뜻이다. 몸에서 분비한 여성호르몬이 유방암 세포에게 계속 성장하라는 신호를 보내는 것이다. 전체 유방암의 70%가 호르몬 양성 수용체이다. 유방암 호르몬 치료는 에스트로겐의 작용을 막아서 암세포를 자라지 않게 한다.

호르몬 양성 타입에는 호르몬 치료를 시행한다. 2가지 방법이 있다.

첫째는, 여성호르몬이 수용체와 결합하지 않게 하는 약물(타목시펜)을 사용하는 방법이다.

둘째는, 여성호르몬의 생성을 막는 방법이다. 폐경 여부에 따라 난소 기능 억제제 또는 부신 수질에서 여성호르몬을 만들지 않게 하는 아로

마타제 억제제를 쓴다.

❶ 타목시펜

여성호르몬이 호르몬 수용체와 결합을 막는 약물이다. 에스트로겐보다 수용체에 결합하여 암세포의 성장 신호를 보내지 않게 한다.

상품명으로는 놀바덱스, 타모플렉스, 타목센 등이 있다. 폐경 전후 여성은 하루 1정을 복용하고, 복용 기간은 5~10년이다.

❷ 고세렐린

난소 기능을 억제해서 에스트로겐 수치를 낮춘다. 폐경 전 여성은 28일 간격으로 피하주사를 맞고, 투여 기간은 2년이다. 주사제 치료가 끝나면 대부분 생리가 다시 시작되므로 임신계획이 있는 환자에게 적합하다. 또한 타목시펜을 5년간 병행하여 복용한다.

❸ 아로마타제 억제제

폐경이 되면 난소에서는 에스트로겐을 분비하지 않는다. 그러나 피하지방, 간, 근육 등에 있는 아로마타제라는 효소가 안드로겐을 에스트로겐으로 전환시킨다. 미량의 에스트로겐이 있어도 유방암 세포는 자랄 수 있다. 아로마타제 억제제는 폐경 후 피하지방 및 부신에서 만들어진 안드로겐이 에스트로겐으로 전환되는 것을 차단한다.

성분: 아나스트로졸, 레트로졸(상품명: 페마라), 엑스메스탄(상품명: 아로마신). 하루 1정 복용, 복용 기간은 5~10년이다.

체내 에스트로겐이 줄어들기 때문에 골밀도 검사를 1년마다 실시하는 것이 좋다.

④ 표적 치료제

HER2^{Human Epidermal growth factor Receptor type 2}는 유방암 세포의 대표 성장 물질이다. 이 유전자가 과발현되면 암세포 분열이 왕성해진다. 이 유전 자 변이가 있는 유방암이 HER2 양성 유형이다.

표적 치료란 이 유전자만을 선택적으로 골라내서 억제하는 방법이 다. 이 방법은 정상세포는 손상을 주지 않고 표적 세포에만 작용한다. 대표 약제는 트라스투주맙^{Trastuzumab}이다.

상품명: 허셉틴, 3주에 한 번씩 1년 동안 정맥 또는 피하에 주사한다.

나의 유방암 타입은 에스트로겐 양성, 프로게스테론 양성, HER2 음 성이다. 현재 타목시펜 10년 복용과 고세렐린(졸라덱스) 5년 피하주사 를 처방받았다.

유방암 환우에게 무슨 타입이냐고 물어보면 전혀 모르는 경우가 있 다. 유방암 타입에 따라 질병의 진행 유형과 치료 약제, 예후 등이 달라 지므로 꼭 이해하고 있어야 한다. 앞으로 몇 년 동안 무슨 약물을 복용 하는지, 예상되는 부작용은 무엇인지를 알고 있어야 선제적으로 보충 제와 식이요법을 통해서 예방할 수 있다.

❶ 유방암은 3가지 타입이 있다.
❷ 여성호르몬 수용체, HER2 수용체, 삼중 음성이다.

14

백혈구, 호중구, 림프구 수치를
체크한다

표준치료 특히 항암제 투여 전후에는 꼭 혈액검사
를 실시한다.
치료 기간 중 수십 번 이루어지는 혈액검사의 의미
를 이해하는 것이 내 몸의 변화를 관찰하는 데 도
움이 된다.

혈액검사지 이해하기

항암제를 투여할 때 기준이 되는 것은 백혈구와 림프구의 개수이다. 그 기준이 되는 수치는 다음과 같다.

> 🔖 백혈구: 혈액 1mm³당 3,000~4,000개 이상
> 🔖 림프구: 혈액 1mm³당 1,000개 이상

이것이 항암제를 투여할 수 있는 수치다. 매번 혈액검사에서 이 2가지 수치를 염두에 두고 백혈구 수치가 올라가도록 식이요법에 신경을 써야 한다.

림프구가 1,000개 이하로 떨어진다면 외부에 세균이나 바이러스를 퇴치할 면역력이 바닥인 상태이다. 그렇다면 가장 이상적인 백혈구 내의 과립구와 림프구의 비율은 얼마일까?

자율신경이 가장 균형이 잡힌 경우의 백혈구 수는 혈액 1mm³당 5,000~8,000이다. 좀 더 범위를 좁힌다면 5,000~6,000이다. 암 발병 당시 나의 백혈구 수는 9,500으로 상당히 높았다. 이것의 의미는 과립구 수치가 올라가고, 만성 염증이 있는 상태라는 것이다.

병은 교감신경이 우세한 경우가 40%, 부교감신경이 우세한 경우가 40%일 때 오고, 나머지 20%는 아직 병이 오지 않은 상태다. 백혈구 분획 검사(WBC)를 해보면, 나의 면역력 균형을 알 수 있다.

아보 도오루 박사는 이 균형에 대해서 다음의 비율이 가장 이상적이라고 한다.

과립구와 림프구 비율= 54~60% : 35~41%

과립구는 호중구, 호산구, 호염기구를 다 합친 수치로 계산하면 된다. 수치로 환산해보면 림프구의 비율은 혈액 1mm³당 1,800~2,000개 이상이다. 암세포와 싸울 수 있는 림프구의 개수는 최소 1,800개 이상을 유지해야 한다.

백혈구 검사는 일반 병원에서 간단히 시행할 수 있다. 암환자는 표준치료 후에도 최소 6개월에 한 번씩 검사하는 것을 추천한다. 백혈구 수치를 최소 5,500 이상으로 올리는 것을 목표로 정하고 식이, 운동, 생활 습관의 교정을 해야 한다.

나는 항암 전 9,500에 해당하는 백혈구 수치가 항암 1차를 받은 직후에는 4,500으로 뚝 떨어졌다. 만약 항암 전에 백혈구 4,000으로 시작하는 환자라면 항암 1차에 2,000까지 떨어져버린다. 이런 경우 림프구 수치는 700개 정도로 1,000 이하가 된다. 그러면 2차를 맞을 여력이 없어진다. 기본 백혈구 수치를 꼭 염두에 두자!

❶ 이상적인 과립구 : 림프구 비율= 54~60% : 35~41%
❷ 이상적인 백혈구 수치는 5,500 이상이다.

체크해야 할 다른 항목들

혈액검사를 하는 목적은 환자의 영양 상태, 면역 상태, 장기의 기능과 종양표지자를 알기 위한 것이다. 필수 항목에는 혈액세포, 간 기능, 백혈구, 신장 기능, 총 단백질, 미네랄, 알부민, 종양표지자 검사가 있다.

CBC 검사: 백혈구, 적혈구, 혈소판 수치를 보는 가장 기본적인 검사
헤모글로빈(Hb) 정상 범위: 여자 12~16, 남자 13~17. 빈혈의 여부를 알 수 있다
적혈구(RBC) 정상 범위: 여자 4.5~6.0, 남자 5.0~ 6.5로, 산소를 운반하는 역할을 한다.
백혈구(WBC) 정상 범위: 4,000~8,000
혈소판(PLT) 정상 범위: 200~400. 항암, 방사선 치료 시 저하될 수 있다.

백혈구 5종 검사: 호중구, 호산구, 호염기구, 림프구, 단핵구
이상적인 백혈구, 호중구, 림프구 비율
- 백혈구: 5,000~8,000
- 호중구 49% + 호산구 8.2% + 호염기구 0.7% = 과립구 비율 57.9%
- 림프구: 37.2%

호중구가 떨어지면 바이러스 억제 기능이 저하된다. 림프구 수치는 암세포를 파괴하는 능력을 측정하는 것이다. 이상적인 과립구와 림프구의 비율을 기억해놓자.

이 밖에도 체크해야 할 것들이 있다.
❶ 암환자의 영양 상태는 총단백질(TP), 알부민(Alb)과 철분(Fe) 수치로 알 수 있다.

총단백질 7.4 이상이 정상이다. 알부민 수치가 4 이하이면 세포에 영양이 가지 않는 상태라는 뜻이다. 철분의 정상 수치는 80~150으로 세포의 산소 공급에 중요하다.

❷ 미네랄 균형을 알아보는 수치는 나트륨, 칼륨 수치이다.

지나친 저염식은 나트륨 수치가 낮아진다.

❸ 인(P)은 3.0~4.0이 정상 수치다.

인은 체액의 pH 조절에 중요한 역할을 한다.

❹ 간 기능을 보는 항목은 총빌리루빈이고 높으면 황달이 생긴 것이다.

주요 간 기능 수치 항목은 AST, ALT, ALP, r-GTP이다.

AST, ALT가 높으면 간에 염증이 생긴 상태이다. ALP가 상승하면 골밀도와 연관이 있고 뼈 전이 시 수치가 올라간다. r-GTP는 담관이 막히거나 결석이 있는 경우에 올라간다.

❺ 총콜레스테롤은 200 전후가 정상 수치다.

암환자는 총콜레스테롤이 180 이하로 떨어져 있는 경우가 많다.

❻ 중성지방(TG)은 150 이하가 정상이다.

중성지방이 200 이상이면 대사 기능에 이상이 있는 상태다.

❶ 호중구+호산구+호염기구= 과립구
❷ 호중구 수치가 너무 낮으면 바이러스 억제 기능이 저하된다.

만성 염증을 나타내는 혈액검사 지표들

수많은 질병 발생과 연결되는 것이 우리 몸 안의 만성 염증이다. 서서히 몸을 파괴하기 때문에 특정하기가 쉽지 않다. 만성 염증이 위험한 것은 뇌와 혈관, 세포를 공격해 암과 각종 질환을 일으키기 때문이다. 호르몬도 교란을 시켜 당뇨, 노화, 면역력 저하, 과면역 상태를 만든다. 만성 염증은 우리 몸에 독소가 쌓이게 하고 면역 균형이 깨어진 상태이지만, 질병으로는 발현되지 않는 경우가 많다. 암도 이러한 만성 염증이 오래 쌓여서 생긴 질병이라고 할 수 있다.

만성 염증의 정도를 혈액검사를 통해서 알 수 있다. ESR과 CRP 수치가 대표적인 검사다. ESR(적혈구 응집 속도) 20mm/hr 이하가 정상이다. CRP 정상 수치는 0.3 이하인데, 알부민 수치가 좋아지면 CRP 수치도 안정화된다.

중성지방(TG)이 과도하게 상승한 경우에는 간과 췌장에 부담을 준다. 지방간과 동맥경화의 지표가 된다. 150 이상부터 주의해야 하고, 운동과 식이요법을 통해 조절이 쉽게 된다.

성장호르몬(IGF-1)이 감소하는 경우는 스트레스가 많이 증가된 상태다. 비만과 근육량 부족의 지표가 된다.

비타민D의 수치도 챙겨야 한다. 정상 범위는 30~50인데, 암환자는 10 이하인 경우가 많다.

활성산소 검사를 통해서 현재의 스트레스를 측정할 수 있고, 몸 안의 항산화 능력도 알아볼 수 있다.

항암 중인 암환자가 꼭 챙겨야 할 수치 중 하나는 당화혈색소 수치이다. 이 수치로 지난 3개월 동안의 혈액 내 평균 당수치를 알아볼 수 있다. 5.7% 이상부터 경계성 당뇨에 해당하므로 주의해야 한다. 6.5% 이상을 당뇨로 본다.

항암 중에는 공복 혈당 수치가 치솟는다. 이 수치를 챙기면서 우리 몸에서 당 독소가 쌓이지 않는 식이요법을 한다. 공복 혈당 수치가 높아지면 고탄수화물 식이로 우리 몸이 혹사당하고 있다는 증거다.

만성 염증은 몸 안의 노폐물, 독소, 쓰레기가 쌓여있는 상태로 볼 수 있다. 무기력감, 멍함, 발적, 부종, 저리고 아픈 증상들로 나타난다. 염증은 우리 몸이 살아나기 위한 재생과정이다. 암이 재발되지 않는 상태란 만성 염증이 일어나는 몸의 환경을 바꾸는 것이다.

혈액검사를 통해서 현재 내 몸의 염증 정도를 확인해보자. 백혈구, 과립구, 림프구, CRP, ESR, 중성지방, 당화혈색소, 비타민D 수치가 정상이라면 이제 암이 오지 않는 몸의 환경이 된 것이다.

❶ 만성 염증의 지표는 ESR, CRP 수치다.
❷ 이 수치가 높으면 몸 안에 독소, 염증이 많은 상태다.

15

항암에 좋은 풍욕과
림프순환 운동

운동하면 세균 감염을 줄이고 면역력을 강화하는 유익이 있다. NK세포처럼 바이러스와 암 감시를 담당하는 세포들은 1회 운동만으로도 그 수가 10배나 증가한다. 백신 접종 전에 몇 분이라도 운동하면 백신 효과가 향상된다는 보고도 있다.

운동을 규칙적으로 해야 하는 또 다른 이유는 장내 세균총의 구조를 바꾸어 놓기 때문이다. 실험 결과에 따르면, 운동을 규칙적으로 한 지 6주가 지난 피험자의 장내 세균총에 변화가 생겼다. 면역을 강화해주는 짧은 사슬 지방산을 생성하는 미생물이 더 많아진 것이다.

운동의 필요성

운동을 시작하면 심박수가 올라가고 혈액이 돈다. 이때 백혈구가 대규모로 모여 있던 조직에서 빠져나와 혈류로 들어간다. 운동이 끝나고 몇 시간 이내에 백혈구가 급격히 감소한다. 연구에 의하면, 면역세포들은 운동 후 사라지는 것이 아니라 다른 부위로 이동한다. 면역세포는 장이나 폐처럼 면역적 도움이 필요한 부위로 이동한다. 다른 면역세포들은 골수로 흘러가 줄기세포들을 자극하여 새로운 면역세포를 만들게 한다. 운동으로 준비된 면역세포는 몸의 다른 부위에서 감염을 찾아 열심히 일하는 조직으로 옮겨가 근육을 회복시킨다.

코펜하겐 의과대학 연구팀이 '운동과 항암효과'를 연구한 결과는 항암 중의 운동이 왜 필수인지를 알려준다. 연구팀은 피부암, 폐암, 간암을 유발한 생쥐를 두 그룹으로 나눠 한 그룹은 매일 4~7km의 쳇바퀴를 돌게 했고, 다른 한 그룹은 운동을 전혀 시키지 않았다. 그 결과 운동한 그룹은 암의 전이나 크기의 증가가 없고 기존 암이 60% 줄어들었다. 이 결과를 봐도 항암 중에는 운동하는 것이 좋다.

암환자들이 가장 안전하게 할 수 있는 운동은 '걷기'다. 처음에는 강도를 낮춰 가볍게 시작하는 것이 좋다. 최대 심장 박동 수의 50% 수준이 적당하다. 심장 박동 수의 50~60% 정도는 운동 자각 지수를 기준으로 하면 아주 가벼운 수준이다. 몸을 움직여도 호흡이 전혀 의식되지 않을 정도로 운동 강도가 낮다. 항암 치료가 끝난 후에는 운동을 이 정도만 하는 것으로도 충분하다.

몸이 조금 더 회복되면 최대 심장 박동 수의 70% 수준까지 운동 강도를 끌어 올릴 수 있다. 유산소운동은 매일 혹은 주 5회 정도 꾸준히 하는 것이 좋다. 체력과 면역력이 약해진 암환자는 20~30분 동안 지속적인 운동을 하는 것이 어렵다. 이럴 때는 무리하지 말고 10분씩 나눠서 하루에 세 번 운동해도 괜찮다.

❶ 운동하면 암의 크기가 줄어든다.
❷ 운동을 하면 NK세포 수가 증가한다.

항암에 적합한 운동은 풍욕이다

일본의 와타나베 병원에서는 말기 암환자들이 어떤 특별한 특효약이나 치료 없이 단지 채식 위주의 식사와 풍욕으로 치유를 한다고 한다. 암환자의 체력으로는 격렬한 운동을 할 수 없다. 이때는 운동 장비 없이, 내가 자던 침상에서 창문을 열고 쉽게 할 수 있는 '풍욕'이 무리가 없다. 풍욕은 '바람 목욕'이다. 맨피부에 직접 바람을 맞아 피부 면역을 강화하는 간단한 운동이다. 풍욕은 항암과 방사선 치료로 굳어진 몸의 관절과 모세혈관을 열어주는 효과가 있다.

풍욕이 암에 좋은 이유는 무엇일까? 몸을 만드는 근본은 세포다. 세포의 근원은 미토콘드리아와 ATP인데, 산소 없이는 생성될 수 없다. 풍욕은 피부를 통해서 산소 호흡을 자극하고 반대로 암세포가 만든 이산화탄소를 배출하게 한다. 이 운동법은 간단하다. 창문을 열어놓은 실내에서 옷을 모두 벗고 이불을 덮었다 벗었다 하는 단순한 방법이다. 담요나 이불을 준비하고 방의 창문을 완전히 열어 신선한 공기가 통하게 한다. 1회에는 속옷만 입고 20초, 담요를 몸에 감싸고 60초를 한다. 2회에는 알몸 30초, 담요를 감싸고 60초 등으로 진행하여 알몸인 상태의 시간을 늘리면 된다.

풍욕은 식사하고 30분 뒤, 목욕 후 1시간 뒤에 한다. 풍욕을 할 때는 땀을 흘릴 정도로 심하게 운동하지 않는 것이 좋다. 나는 '풍욕'을 처음 접하고 바로 잠자리에서 일어나 속옷만 입은 채로 창문을 활짝 열었다. 풍욕 방송을 틀어놓고 따라 했다. 처음에는 30분이 너무 힘들었다. 하지만, 일본의 말기 암환자들이 하루에 11번 풍욕을 통해서 치유하는 사례가 많다고 하여 믿음을 갖고 해보았다.

풍욕의 핵심은 전체적인 혈액순환과 좌우 균형을 잡아주고, 무엇보다 피부를 차가운 공기로 자극하여 열어주는 것이다. 몸의 노폐물은 땀, 눈물, 소변, 대변으로 배출되어야 하는데 대소변이 원활해도 피부가 닫혀있으면 불순물이 빠지지 않는다.

풍욕의 여러 동작을 본인의 운동능력에 맞는 만큼만 따라서 하면 된다. 풍욕은 맨몸으로 할 수 있고, 바로 침실에서 시작할 수 있는 간편한 운동이다. 일주일에 5회 이상 45~60분 정도 운동을 지속할 때 유방암의 발생률이 낮아진다는 보고가 많다.

평소에도 피부 호흡이 잘되도록 하려면 면으로 된 헐렁한 옷을 입는 것이 좋다. 또한 붕어운동(자리에서 바로 누워 붕어가 헤엄치듯이 몸을 좌우로 흔드는 운동), 모관운동(자리에 누워서 팔다리를 수직으로 들고 나무줄기가 바람에 흔들리듯 계속 흔드는 운동)을 하면 혈액순환, 림프순환이 잘된다. (출처: 의사 김진목과 함께하는 풍욕 영상)

❶ 풍욕은 피부를 통해 독소를 배출하는 운동이다.
❷ 풍욕은 세포의 호흡을 도와준다.

림프순환에 좋은 운동법

림프절 절제술을 받은 유방암 환우에게 림프순환은 중요한 부분이다. 림프계는 면역 순환계이고 몸 전체에 그물처럼 뻗어있다. 연골, 손톱, 머리카락 이외의 부분에는 유미(chyle, 乳糜)라는 림프액이 흐른다. 이 액체는 투명하고 끈적이며 무색이나 담황색을 띤 지방으로 이루어졌고, 면역세포, 호르몬과 단백질을 신체 곳곳으로 운반한다.

혈관계는 혈액과 산소를 조직으로 공급하는 반면, 림프계는 면역계가 움직이는 흐름이다. 림프액이 잘 흐르려면 매일 근력운동과 신체활동을 충분하게 해야 한다. 림프샘이 막히면 흐름이 느려져 면역 감시에 영향을 받고, 신체 방어기능에도 문제가 생긴다.

림프계는 면역계의 고속도로로 온몸을 관통하는 수송망이다. 백혈구는 림프계를 통해서 온몸을 돌아 감염과 암의 여부를 찾아낸다. 또한 림프샘에 면역세포를 집합시킨다. 턱 아래쪽, 목 양쪽, 겨드랑이, 다리가 몸통과 만나는 지점에 존재한다. 우리의 장에는 림프관이 많이 존재하며 림프관은 지방과 지용성비타민을 몸 전체에 운반한다. 림프 흐름이 떨어지면 몸에 에너지가 떨어지고, 지용성비타민의 흡수와 수송이 더디어진다. 림프계는 노폐물을 거르는 조직이고, 독성물질을 빠르게 몸 밖으로 내보낸다. 림프계는 스트레스에도 취약하다. 이런 림프계가 고장나는 최악의 원인 중 하나는 '움직이지 않는 생활습관'이다.

항암 중에 기운이 떨어져 너무 누워있거나 앉아만 있으면 림프의 배수작용이 현저히 떨어진다. 최소 20~30분의 가벼운 걷기는 혈관 내 산화질소 수치를 올려주고 림프계의 흐름도 증가시킨다. 산화질소Nitric Oxide, NO는 혈관을 확장하여 혈류를 증가시키고 혈액의 흐름을 원활하게 한다. 림프를 순환하게 하는 건강한 발걸음은 하루 7,500보 이상이면 적당하다.

다른 방법으로는 폼롤러 또는 테니스공을 이용해 뭉친 근육을 푸는 셀프 마사지를 한다. 마른 브러시를 이용해 가볍게 피부를 두드려주는 방법도 림프순환을 자극하고 몸의 독소를 제거할 수 있다. 림프를 순환시키는 운동법은 최대한 가볍게 문지르거나 두드리는 것이다.

림프관은 밸브가 열고 닫히는 것으로 림프순환이 된다. 점핑 운동 특히 트램펄린 위에서 하는 점핑은 림프액의 흐름을 원활하게 한다. 일단 림프 부종이 생기면 회복하기가 어렵다. 압박붕대를 팔에 두르고 지내는 것도 매우 불편하다. 예방이 최선이다. 처음에는 아주 쉽고 가벼운 산책으로 시작하고, 몸에 체력이 붙으면 시간을 점차 늘린다. 아침에 일어나서는 바로 창문을 열고 찬 공기에 피부를 노출하는 풍욕으로 밤사이 쌓인 노폐물을 빠르게 내보낸다. 자기 전에는 림프 마사지로 마무리를 한다. 날마다 이런 운동을 하면 신체의 컨디션이 점차 좋아질 것이다.

❶ 림프계는 노폐물을 배출하는 수송망이다.
❷ 림프순환에 문제가 생기면 독소 배출이 힘들어진다.

16

체온이 1도 올라가면
면역력은 50% 상승한다

체온은 자율신경 즉 교감신경과 부교감신경의 균
형으로 조절된다. 스트레스를 받으면 교감신경이
긴장하고 혈관이 수축된다. 혈관이 좁아지고 혈류
량이 적어지므로 전신의 혈액순환량이 떨어져서
체온이 내려간다. 교감신경이 긴장되면 저체온이
되고 부교감신경의 지배를 받는 림프구의 비율은
떨어진다. 림프구 수가 적어지면 면역감시 능력도
저하된다.

저체온과 스트레스

스트레스에 의한 체온변화를 알아보기 위해 철망에 가둔 쥐와 보통 상태의 쥐를 관찰한 연구가 있다. 스트레스를 받은 쥐는 체온이 떨어졌고, 과립구 즉 염증 물질이 많아졌다. 체온을 올리려면 제일 먼저 '스트레스 관리'가 필요하다.

스트레스 환경에서는 코르티솔 호르몬이 분비되고, 우리 몸은 체온이 떨어지는 것을 잘 감지하지 못한다. 우리나라에서 40, 50대의 암환자가 급증하는 원인은 이 연령대의 업무가 과중하기 때문이다. 집과 직장에서 감당해야 할 일과 인간관계가 가장 복잡한 시기이기도 하다. 암에 걸린 사람들은 몇 년 동안 수면 부족, 고민, 과중한 업무, 인간관계의 어려움과 갈등으로 인해 스트레스가 누적된 경우가 많다. 이런 상태에서 항암, 방사, 수술을 받으면 신체에 스트레스 독소를 더 얹는 셈이다. 표준치료를 할 때 체온이 급격히 더 떨어지는 이유는 바로 이 때문이다.

사람이 산소를 이용하여 활발하게 에너지 대사를 하는 체내환경은 37.2도이다. 이때가 면역력이 높고, 소화효소 분비도 좋아져 영양소 흡수가 잘 된다. 이 온도는 피부 온도가 아니라 몸의 심부체온을 말한다. 신체 각 부위의 온도는 다 다르다. 직장, 혀 밑 온도는 36.5~36.7도이다. 겨드랑이는 보통 0.5도가 더 낮아서 36.2~36.3도 정도이다. 온도는 직장, 혀 밑, 겨드랑이 순으로 높은데, 직장 온도가 가장 높다.

여름에 에어컨에 장시간 노출되는 환경은 냉기가 몸 안에 침투하게 한다. 냉기에 자주 노출되는 생활습관은 만성 질병의 원인이 될 수 있다. 냉장고에서 꺼낸 냉수를 마시는 습관은 직접 냉기를 주입하는 것과 같다.

암세포는 35도 이하에서 증식이 활발하고 39.5도에서 사멸한다. 결국 암을 이기는 내 몸의 환경은 체온을 높여 몸을 유지하고 면역력을 올리는 것이다. 체온이 올라가면 NK세포가 활성화되어 암세포를 공격한다. 단 1회의 항암 치료만 받아도 몸은 급속히 저체온의 양상을 보인다. 면역력을 올릴 NK세포의 활성도가 낮아진다. 암을 억제하려고 받은 치료가 동시에 우리의 면역력을 약화시키는 결과를 낳는다. 여러 가지 방법을 사용하여 항암과 방사선 요법으로 손상된 암 조직 주위의 온도를 올려줌으로써 암이 증식할 수 없는 환경을 만들어야 한다.

❶ 암세포는 35도 이하에서 증식이 활발하다.
❷ 스트레스 환경은 체온을 떨어지게 한다.

체온을 높이는 방법

체온을 유지하고 높이는 가장 쉬운 방법은 목욕이다. 몸을 따뜻하게 하고 부교감신경을 자극하는 물의 온도는 '기분이 좋다'라고 느끼는 정도이다. 대체로 체온보다 4도가 높을 때가 가장 쾌적한 온도이다. 전신욕을 할 때는 욕조에 10분 정도 몸을 담근다. 반신욕인 경우에는 30분 ~1시간이 적당하다. 42도 이상의 온도는 너무 뜨거움을 느껴 교감신경을 항진시킨다. 38~41도의 물의 온도가 가장 적정한 상태다.

저녁마다 반신욕을 하는 것은 체온과 면역력을 높이는 효과적인 방법이다. 반신욕은 암환자들에게 가장 안전하고 냉기 제거와 땀을 통한 독소 배출도 함께 할 수 있다. 이마에 땀이 날 정도로 20분 하는 게 적당하다. 배꼽 아래 하체에서 데워진 혈액이 전신을 덥히게 되어 혈관이 확장된다.

반신욕이 어려운 환자는 족욕을 한다. 42도의 물에 무릎 아래의 다리와 발을 담그는데 20분 정도가 적정하다. 또 다른 방법은 각탕법이다. 양동이에 42도 온도의 물을 붓고 손과 발을 담그는 것이다. 환자의 환경에 따라 전신욕, 반신욕, 족욕, 각탕법 중 한 가지를 선택하여 실행하면 된다. 심부체온을 높여주는 방법은 운동, 식이요법과 족욕 등의 방법이 가장 빠르다.

나는 암 발병 전에는 더위를 많이 타고 열이 많은 편이었다. 암이 발견되던 해의 겨울에는 실내 온도가 조금만 낮아져도 이전보다 견딜 수가 없었다. 근무 중에 아랫배와 허리에 핫팩을 붙이고 손에도 핫팩을 쥐고 지내야 했다. 저체온으로 인해 혈액순환이 되지 않아서 목과 허리의 통증도 심해졌다. 온도 변화에 민감해지고 추위를 견딜 수 없다면 면역력이 현저히 저하된 지표로 보면 된다. 항암 중에는 온몸이 얼음장같이 차가워지므로 집 안에서 간편한 찜질팩, 버선, 족욕기와 원적외선 온열 램프 등을 사용했다.

섭씨 35도의 체온을 36도로 올리기 위해서는 몸을 따뜻하게 하는 생강을 매일 섭취하는 것이 좋다. 특히 항암, 방사선 치료를 받은 후 35도로 떨어진 상태에서는 더더욱 생강차를 마시는 것이 좋다. 생강은 우리 몸의 체온을 올리는 호르몬을 분비해 에너지를 만든다. 생강을 먹으면 힘이 솟고 금방 체온이 올라간다. 생강의 진저롤 성분은 심장 기능을 보완하고 혈액순환을 빠르게 한다. 따뜻한 성질인 홍차와 생강을 함께 차로 마시면, 위가 데워지고 음식을 소화할 수 있는 위장상태가 된다.

❶ 반신욕의 적정 온도는 38~41도다.
❷ 항암 중 생강차를 마셔서 체온을 올린다.

근육과 체온

체온의 20%는 근육에서 만들어진다. 근육 속의 수많은 미토콘드리아가 체온을 올리는 열쇠다. 근육이 강화되면 미토콘드리아의 수가 늘어나고 미토콘드리아는 에너지를 만들어 체온을 올린다. 미토콘드리아는 37도 이상에서 작용하며, 저체온에서는 작용하지 않는다.

미토콘드리아가 많은 조직은 심장과 근육이다. 노인과 비만인은 정상인보다 체온이 낮다. 그 이유는 근육이 줄어들어서 미토콘드리아의 수가 적기 때문이다. 체온을 올리려면 근육을 사수해야 한다. 항암 중에 누워만 있다면 금방 근육이 소실된다. 암환자는 투병하는 시간에 활동량을 최대한으로 늘리는 것이 좋다.

근육이 많은 사람은 운동 후에도 체온이 더 오래 유지된다. 근육 속의 지방이 연소되어 에너지가 만들어진다. 당뇨병, 암 등의 질환은 저체온으로 미토콘드리아가 작용하지 않게 되는 것이다. 세포가 무한 증식할 수 없도록 미토콘드리아는 '세포 자멸'이라는 기능을 사용해 수명이 다한 세포를 처리한다. 미토콘드리아가 적은 세포는 저산소, 저체온이라는 조건이 갖추어지면 무한분열을 일으키는 암세포로 변한다. 암세포는 산소가 존재할 때도 발효 대사를 통해 에너지를 얻고 있다.

우리 몸에는 미토콘드리아가 산소를 사용하여 에너지를 만드는 방법이 있다. 그리고 암세포가 산소가 없는 환경에서 에너지를 만드는 두 가지 방법이 있다. 미토콘드리아는 포도당 한 개에서 36개의 에너지를 만든다. 미토콘드리아가 활성화되는 적정 체온은 36~37도다. 이보다 온도가 낮으면 섭취한 포도당이 미토콘드리아에서 쓰이지 않고 암세포가 이용하게 된다. 근육을 만드는 유산소와 근력운동을 병행하고, 심호흡, 반신욕, 일광욕, 걷기로 체온을 올리면 미토콘드리아가 활성화되고 치유 능력이 올라간다.

체온이 1도 내려가면 면역력과 기초 대사량이 30% 감소한다. 반면에 체온이 1도 올라가면 면역력은 50% 상승한다. 특히 노인과 암환자는 근육 소실을 가장 주의해야 한다. 근육 소실은 바로 저체온으로 이어진다. 부지런히 움직이고 족욕을 일상화하고 따뜻한 성질의 음식을 섭취해야 한다. 뿌리채소가 몸에 열을 준다. 우엉, 버섯, 고구마, 호박 등을 식단에 추가해보자. 체온을 올리기 위해 너무 강한 약성인 홍삼, 인삼, 녹용류는 권하지 않는다. 설탕, 밀가루는 혈행을 느리게 하고 저체온의 환경을 만드니 멀리해야 한다.

❶ 근육 속의 미토콘드리아는 체온이 올라갈 때 활발해진다.
❷ 체온이 1도 올라가면 면역력은 50% 상승한다.

17

항암 치료 중에 단백질을 섭취하는 방법

암환자의 식이에서 단백질 섭취에 대한 논란이 많지만, 단백질은 암환자의 영양상태 개선에 중요한 역할을 한다. 우리가 섭취한 단백질은 4시간에 걸쳐 몸에서 아미노산으로 바뀐다. 이 아미노산은 장에서 흡수되어 신체를 구성하고, 주요 장기 세포의 90%에 해당한다. 뇌세포, 신경, 호르몬, 머리카락, 콜라겐 등의 원료가 아미노산이다. 20가지 종류의 아미노산 중 9가지는 몸에서 만들어지지 않는다. 이것을 필수아미노산이라고 하는데, 음식을 통해서 섭취해야 한다.

필수아미노산의 섭취

100% 채식은 쉽게 필수아미노산 부족이 올 수 있다. 병기가 높은 암 환자들은 혈액검사를 해보면 총 단백질, 알부민, 콜레스테롤이 대부분 정상 이하다. 또한 빈혈도 많고 보통 적혈구, 백혈구, 혈소판의 수도 적다. 암이 진행되면서 영양장애가 초래된다. 필수아미노산은 고기와 콩에 풍부하다. 고기는 열량이 너무 높고 지방이 많아 부담이 크다. 암환자에게는 좋지 않다. 고기와 콩 단백질은 분자량이 무척 커서 흡수에 어려움이 있다. 흡수되지 않은 단백질은 대장의 유해균에 의해 부패하고 가스를 배출하여 독소를 내보낸다.

단백질 섭취를 위해 무엇을 어떻게 얼마만큼 섭취해야 하는지가 관건이다. 동물성 단백질의 과잉 섭취는 자가 면역질환, 골다공증, 암, 비만 등의 질환을 유발한다. 또한 신체의 에스트로겐 비율을 깨뜨린다. 동물성 단백질은 아라키돈산이라는 지방이 많은데, 이것이 종양의 성장 및 전이와 연관이 있다. 암환자는 동물성 단백질에 대한 이해가 선행되어야 한다. 단백질 1일 권장량은 50~60g이다. 그러나 하루 평균 7g 이하로 동물성 단백질을 섭취하는 것이 더 유익하다. 달걀 하나에는 7g의 단백질이 있다. 달걀 하나 또는 생선 한 조각을 섭취하고 나머지는 식물성 단백질로 채우면 좋다.

만성 염증성 질환, 퇴행성 질환이 있는 사람은 동물성 식품 섭취 비율을

0%에 가깝게 낮추는 것이 좋다. 목표는 동물성 식품을 없애는 것이지만, 노력은 하되 강박 관념을 가질 필요는 없다. 최대한 덜 섭취하는 것을 목표로 하고 대체품에 익숙해지자. 몸이 익숙해지면 고기를 먹은 후에는 장에서 심한 가스가 나오고, 소화되기 힘들다는 것을 알게 된다. 우리의 목표는 암의 성장과 전이를 억제하는 것이다. 암 치료 후 최소 3년 동안은 특히 동물성 단백질 섭취를 제한하고 식단에 신경을 써야 한다. 항암이 끝났다고 해서 몸 안의 암세포가 다 사라진 것은 아니기 때문이다.

❶ 만성 염증이 있는 사람은 동물성 단백질 섭취를 줄인다.
❷ 동물성 단백질의 아라키돈산 지방이 종양의 성장과 관련이 있다.

콩과 맥주효모

콩이 암의 혈관신생을 억제한다는 연구 결과가 있다. 독일의 티오도르 포치스는 콩에 들어있는 제니스테인genistein의 항암효과를 입증했다. 제니스테인은 체내에서 합성되지 않아서 식품으로 섭취한다. 콩을 주식으로 하는 아시아인들의 소변에서는 서구 사람보다 제니스테인의 양이 30배 많았다. 또한 콩류 식품을 많이 섭취한 사람들은 유방암, 전립선암에 걸릴 확률이 낮다. 콩에는 제니스테인, 다이제인, 에쿠올 성분이 있다. 발효된 콩에는 성분 함량이 더 많다.

사람들이 오해하는 것 중의 하나는, 콩에는 식물성 에스트로겐이 많아서 유방암 환자는 멀리해야 한다는 것이다. 식물성 에스트로겐은 인체에서 항에스트로겐 기능을 하여 오히려 암을 일으키는 에스트로겐의 작용을 저해한다. 식물성 에스트로겐의 작용은 우리 몸속의 에스트로겐 500분의 1, 1000분의 1 정도에 지나지 않는다.

'상하이 유방암 생존 연구'는 유방암 완치환자 5,000명을 조사하여 콩 섭취의 영향력을 조사했다. 연구 결과를 보면, 콩 섭취량이 많은 그룹의 재발 확률은 32%가 낮았고, 사망률은 29% 낮았다. 이 결과는 호르몬 양성 유방암과 호르몬 음성 유방암에 관계 없이 동일했다.

건강에 도움이 되는 콩의 양은 1일 20g, 두유 1컵 분량이다. 콩으로 만든 식품을 매일 식단에 포함하는 것이 좋다. 콩, 두유와 두부를 하루에 한 모씩(같은 양의 나토, 청국장)을 꾸준히 섭취하면 유방암의 80%를 억제하는 것으로 밝혀졌다. 콩에는 비타민 B군, 식이섬유와 식물성 단백질이 풍부하다. 조그만 두유 제조기를 사서 매일 20g의 콩으로 두유를 만들어 마시면 충분한 단백질 공급원이 된다. GMO콩이 아닌지 확인하고 국산 서리태로 만들면 항암 시 빠진 머리카락의 복구에도 도움이 된다. 다시 자랄 때 모발이 굵고 풍성해진다.

맥주효모는 식물과 동물 사이에 위치하는 생물이다. 식물성 단백질보다 동물성 단백질에 더 가까워 아미노산이 균형 있게 존재한다. 동물성 식품의 단점은 없고, 체내 흡수율이 높다. 질 좋은 맥주효모는 동물성 식품을 제한하는 식이요법에서 아주 적절하다. 아침, 저녁으로 10알씩 하루에 20정씩 복용한다. 항암 중에는 맥주효모와 삶은 달걀, 데친 문어와 전복이 아주 훌륭한 필수아미노산의 공급원이 된다. 호중구를 올리기 위해 소고기를 섭취하는 방법에 변화를 줘보자.

❶ 콩 섭취는 유방암의 재발률과 사망률을 낮춘다.
❷ 맥주효모, 삶은 달걀, 데친 문어, 전복은 훌륭한 단백질 공급원이다.

동물성 단백질 섭취

쥐에 아플라톡신을 주입해 간암을 일으켰을 때 단백질 섭취량에 따라 종양 크기가 어떻게 변화하는지를 실험했다. 이 연구는 쥐의 수명이 2년이므로 100주에 걸쳐 진행했다. 20%의 단백질 섭취군과 5% 단백질 섭취군으로 나누어서 관찰했다. 그 결과, 20% 단백질 섭취군의 암 병소 수와 크기가 증가했다. 반면 5% 단백질 섭취군에서는 암 병소의 수와 크기에 변화가 없었다. 저단백 식이가 아플라톡신 같은 강력한 발암 물질의 발암력을 억제하는 것이다. 동물이 자신의 성장 속도에 필요한 단백질 양(12%)을 충족하거나 초과할 때만 암세포가 성장했다.

쥐와 인간 모두 성장과 건강을 유지하는데 필요한 단백질이 유사하므로 인간에게도 같은 영향을 준다고 본다. 놀라운 결과는 100주 안에 단백질 20%를 섭취한 쥐는 간암으로 죽거나 거의 죽기 직전이었다. 반면 5%의 단백질을 섭취한 쥐는 100주 후에도 살아 있고, 털에도 윤기가 있었다. 실험을 조금 변형하여 고단백에서 저단백으로 식이를 바꾼 쥐들을 살펴보았는데, 암 성장이 현저히 낮아졌다. 반면에 저단백 식이를 하다가 고단백 식이로 바꾼 쥐들은 암이 다시 자라기 시작했다. 놀라운 결론은 단백질 섭취량의 변화만으로도 암의 성장을 키울 수도 있고, 낮출 수도 있다는 것이다.

이 실험을 통해 알 수 있었던 것은 **동물성 단백질이 적은 식단은 암을 억제한다**는 것이다. 반면에 고단백 식사를 하면 암 발생률은 올라간다. 암이 발병한 경우에는 반드시 저단백 식사를 해야 한다. 저단백 식사를 지속적으로 유지해야 암의 성장과 전이를 억제할 수 있다.

그렇다면, 적정 단백질 섭취량은 어느 정도가 좋을까?

단백질 1일 권장량은 에너지의 10%를 단백질에서 얻어야 한다. 1일 **단백질 50~60g**이 10%에 해당한다. 실제로 하루에 섭취하는 단백질 양은 10%를 넘는다. 시금치 400g에는 12g의 단백질이 있다. 콩(2스푼)에는 5g의 단백질이 들어있다. 스테이크 50g에는 단백질이 13g 들어있다.

단백질의 1일 필요량은 체중의 1,000분의 1이다. 몸무게가 60kg이라면 필요한 단백질은 60g이다. 하루 필요량을 고기 대신 달걀로 먹는 것이 좋다. 달걀은 필수아미노산이 다 들어있고, 고기나 콩보다 체내 흡수도 잘된다. 달걀노른자에는 세포막의 원료인 레시틴과 오메가3, 철분도 풍부하다.

달걀은 자연 방사로 무항생제 유정란인 1등급을 선택한다. 콩은 청국장, 된장으로 발효해 먹는 것이 영양 성분이나 흡수율이 제일 높다. 맥주효모는 1일 10정 이상, 달걀은 매일 삶아서 1~2개, 두부, 청국장, 두유를 섭취한다면 암세포는 자라지 않고, 우리 몸에 필요한 아미노산은 충분히 채워질 것이다.

❶ 저단백 식이는 발암물질의 발암력을 억제한다.
❷ 1일 적정 단백질 섭취량은 50~60g이다.

18

항암 식단에서 없애야 할 식품과
포함해야 할 식품

암이 온 이유는 세포의 기능장애 때문이다. 기능
장애가 온 것은 세포가 영양 결핍상태이기 때문이
다. 암 판정을 받았다면, 자신의 식습관을 점검하
고 180도 바꿔야 한다. 만약 항암, 수술, 방사만 의
지하고 식습관의 변화를 주지 않는다면, 몇 년 후
에는 똑같은 일이 반복될 수 있다.

암세포 중 줄기세포는 항암, 방사로 제거할 수 없
는 성질의 세포다. 항암제는 빠르게 성장하는 세
포만 공격하므로 천천히 자라나는 줄기세포를 제
거할 수 없다. 1기 환자들이 2~3년 후 전이암이 생
기는 것은 남아 있던 암세포가 시간이 돼서 발견된
것이다.

냉장고 정리

검사를 해도 나타나지 않는 암세포의 씨앗들을 제거하려면 어떻게 해야 할까?

암이 싫어하는 몸의 환경으로 변화를 주어야 한다. 《암을 이기는 영양 요법의 힘》을 쓴 패트릭 퀼린Patrick Quilin은 "혈당을 높이는 식습관을 유지하면서 암을 이기려고 하는 것은 나무에 휘발유를 붓고 있는 사람 옆에서 불을 끄려고 하는 것과 같다."라고 했다.

나는 항암이 결정되고 냉장고 정리를 하면서 엄청나게 많은 식품을 버렸다. 친환경 제품이라 해도 참깨 샐러드 소스, 월남쌈 소스, 땅콩 소스 등에는 설탕과 첨가물이 많다. 첫 번째로 할 일은 설탕이 들어있는 모든 간식류, 음료수, 소스류를 치우는 것이다.

야채를 많이 섭취하더라도 설탕과 첨가물이 많은 소스를 듬뿍 넣는다면 결코 건강한 식단이 될 수 없다. 암환자는 설탕을 멀리해야 한다. 당분은 암세포의 먹이다. 먹이를 계속 주면서 암이 줄어드는 독한 치료만 받아서는 효과가 없다. 그래서 대부분 설탕을 쓰지 않고 대체품으로 아가베 시럽, 스테비아, 꿀 등으로 바꾼다. 문제는 이 대체품도 똑같이 몸 안에서는 당으로 변한다는 사실이다. 당분은 최소한의 과일로 대체하자. 양념류는 천일염, 집에서 만든 국간장, 된장, 고추장, 고춧가루, 천연식초, 약간의 매실청만 쓰는 것이 좋다.

시판하는 간장, 된장은 수입 GMO 콩으로 만들었다. 재료에 수입산 밀가루, 수입산 콩류로 표기된 제품은 버리자. 밀가루를 사용해야 할 때는 국내산 유기농 통밀을 사용하자. GMO 곡류가 우리 몸에 들어오면 독소로 작용한다. 이것은 영양을 주는 것이 아니라, 화학성분을 해독하느라 몸의 효소와 에너지가 소모된다. 이전에는 입에 맛있는 음식을 먹었다면 이제는 몸이 좋아할 음식을 섭취해야 한다. 가공식품은 몸에 열량은 주지만 진정한 영양소는 주지 않는다. 그래서 먹으면 먹을수록 세포는 영양결핍상태가 되는 것이다. 자연 그대로의 식품을 섭취하자.

❶ 냉장고에서 각종 소스류를 제거한다.
❷ GMO 콩으로 만든 간장, 된장을 식단에서 제거한다.

식단에서 배제해야 할 식품

사람의 체질은 다 다르다. 나한테 좋다고 해서 다른 사람에게도 꼭 좋은 식품은 아닐 수 있다. 암환자의 기본 체질은 염증성 체질이고, 체내에 독소가 꽉 차 있는 상태인 것은 모두 동의할 것이다. 항암 식단에서는 '무엇을 먹을 것인가'보다 '먹지 않아야 하는 음식'을 배제하는 것이 먼저이다. 염증을 일으키는 대표적인 식품은 설탕 등의 감미료, 밀가루의 글루텐, 우유, 유제품(요플레, 치즈 포함), 식용유, 동물성 단백질 등이다. 병원의 항암 식사 지도는 이러한 음식에 대한 제한이 전혀 없다. 무조건

골고루 잘 먹으면 항암 치료를 잘 받을 수 있다는 전략이다. 하지만 우리의 목표는 '항암 치료를 잘 받는 것'이 아니라는 것을 명심해야 한다.

최근에 문제가 되는 것이 유전자 조작 식품(GMO)이다. 현재 마트에서 판매되는 가공식품의 70%가 유전자가 조작된 원료를 사용하고 있다고 한다. 대표적인 옥수수, 카놀라, 콩 등은 식용유, 시리얼, 샐러드용 드레싱, 쿠키와 빵의 형태로 만들어진다. 미국 콩의 90%와 옥수수 70%가 유전자 조작된 것이다. 카놀라유, 콘 시럽, 콩기름, 콩가루, 콩 단백질로 우리의 식탁에 오르고 있다. 장의 유익균은 유전자 조작 식품을 한 번 섭취하는 것만으로도 유전자 구조가 바뀐다고 한다. 또한 유전자 조작 옥수수를 먹은 소, 돼지, 양이 불임이 되는 연구도 있다. 이런 유전자 조작 콩의 증가로 알레르기도 급증하고 있다.

우리가 먹는 빵, 과자 등의 대부분은 유전자 조작 밀가루를 사용한 것이다. 흰 밀가루는 통밀보다 아연, 비타민 등 20가지 영양소가 고갈된다. 또한 흰 밀가루를 먹는 것은 우리 몸에서는 설탕을 먹는 것과 같은 결과를 낳는다. 혈당, 에스트로겐 수치를 올리고 염증을 일으킨다.

아침 식사로 시리얼, 토스트, 베이글을 먹고, 점심에 피자, 간식으로 파이나 쿠키를 먹고, 저녁에 칼국수를 먹는다고 가정해 보자. 이 모든 것이 몸 안에서 염증을 일으킨다. 독을 몸 안에 넣는 것이나 다름없다. 비타민의 대사를 막고 호르몬 균형이 깨진다. 특히 여성들은 빵을 멀리해야 한다.

가공식품은 삶을 편리하게 해주지만 어마어마한 독성이 있다. 나는 대형 마트에 가면 과자, 빵, 음료수, 라면, 냉동식품 코너에는 들르지 않는다. 오직 채소와 과일, 생선 파는 곳으로만 간다. 가공되지 않은 진짜 식품들만 구매하고 생선은 원산지를 확인해서 국산만 이용한다. 대형 마트보다는 동네 재래시장을 이용하면 유혹에 지지 않을 수 있다.

그렇다면, 먹을 것이 무엇이 있냐고 반문할 것이다. 먹을 것은 생각보다 많다. 복잡하지도 않다. 간단하게 있는 그대로의 식품을 최소한의 조리법으로 간편하게 섭취하면 된다.

❶ GMO 밀가루는 몸에서 염증을 일으킨다.
❷ 가공식품들을 냉장고에서 제거한다.

최고의 항암 식단

현대인들은 영양실조 상태이다. 지방, 단백질, 탄수화물은 충분히 섭취하지만, 정작 식이섬유, 비타민, 미네랄은 고갈된 식단 때문이다. 200칼로리의 시리얼과 200칼로리의 과일이 우리 몸에서 같은 작용을 하지 않는다. 하나는 죽어있는 음식이고, 하나는 살아 있는 음식이다.

우리 몸에는 효소가 생산되고 신진대사를 조절한다. 나이가 들어가면서 효소의 분비량이 적어지므로 노년이 되면 조금만 먹어도 소화가되지 않는다. 효소를 얻을 수 있는 음식은 자연 그대로의 것이다. 생과일과 생야채로 섭취할 때 가장 많은 영양소와 효소를 공급받을 수 있다.

과일 속의 효소가 소화를 돕기 때문에 과일은 공복에 섭취하는 것이 좋다. 과일의 소화 시간은 30분이고, 야채는 식이섬유가 많아 소화 시간이 2~3시간이 걸린다. 밥은 3시간, 고기는 100g을 소화하는 데 4시간이 걸린다. 특히 우리나라 사람들은 삼겹살, 소고기를 구워서 한꺼번에 많은 양을 먹는데 이런 습관은 장에 무리를 준다.

항암 중에는 소화가 잘되는 음식을 섭취하는 것이 좋다. 위장의 상피 세포는 5일마다 재생된다. 특히 양배추는 위 점막에 좋을 뿐만 아니라 유방암 환자에게 더더욱 좋다. 살짝 찌거나, 소화력이 된다면 생으로 양배추를 섭취해보자.

세포 분열이 가장 왕성한 곳은 위장과 두피이다. 세포 분열이 정상적으로 일어나게 하는 환경은 베타카로틴이 풍부한 것이다. 베타카로틴은 세포의 성장과 발달뿐만 아니라, 암세포의 성장도 억제한다. 양배추, 토마토, 셀러리, 아스파라거스, 바나나, 김 등에 많이 들어있다.

독소 해독에 좋은 과일은 1일 3종류를 식전에 몇 조각씩 섭취한다. 야채는 1장에 제시한 디자이너 푸드에 있는 목록을 참고하여 매끼 7가지 이상을 포함한다. 현미잡곡밥, 야채, 해조류, 과일, 생선을 식단에 골고루 포함한다. 한 가지 야채만 집중적으로 섭취하지 말고 골고루 먹는 것이 좋다.

나는 기력을 올리고 싶을 때는 전복미역국, 문어 데친 것, 바지락이나 모시조개탕, 설렁탕, 추어탕 등을 섭취했다. 항암 주사를 맞은 주에는 따뜻한 국물이 있는 식단을 위주로 하면 떨어진 호중구 수치를 높이는데 효과가 빠르다. 다음 항암 주사를 맞기 1주 전에는 기력이 생기므로 다음 항암을 위한 장보기를 미리 한다. 가공식품, 소스류, 설탕류, 밀가루, 유제품은 제하고 무지개 색깔의 야채를 사놓는다. 소화력이 된다면 생으로 갈거나 즙으로 섭취한다. 위장이 약해졌다면 다 익혀서 수프 형태로 만들어서 하루 2회 정도 섭취해보자. 항암으로 인한 독소들이 신속하게 배출되고 손상된 세포들이 재생된다.

❶ 과일은 공복에 섭취하는 것이 좋다.
❷ 무지개색으로 야채를 준비한다.

19

항암 할때의 부작용과 대처법

대표적인 항암제는 파클리탁셀, 도세탁셀, 독소루비신(상품명: 아드리아마이신), 시클로포스파미드, 메토트렉세이트, 5-FU가 있다. 8차로 진행되는 항암제는 '빨간 약'으로 알려진 독소루비신과 시클로포스파미드 일명 AC조합으로 4차를 진행하고, 탁셀 제제로 나머지 4차를 진행한다. 이 항암 요법들은 호중구 감소증, 골수 기능 억제, 오심, 구토, 근육통, 관절통, 탈모, 구내염, 설사, 식욕 부진, 수족증후군 등의 부작용이 있다. 이 밖에도 방광염, 불면, 손발 저림, 손발톱의 변형, 두드러기 등 다양한 증상들이 나타날 수 있다.

오심, 구토, 구내염, 탈모 관리

어떤 항암제를 써도 기본적으로 다양한 증상들을 동반하게 된다. AC 조합일 때 빨리 재생되는 세포들도 같이 손상을 입기 때문에 구강 내 세포, 위점막 세포, 모낭 세포가 먼저 공격을 받는다. 울렁거림이 심해서 밥 한 숟가락을 넘기기가 힘들다. 이때 병원에서는 먹는 진통제와 붙이는 패치를 처방해준다. 울렁거림은 항암제 투여 후 2~8시간에 증상이 나타나고 3~5일 동안 지속된다. 오심과 구토를 진정하는 데 도움이 되는 것은 레몬즙이나 생강차다. 레몬 1개에 꿀 약간을 넣고 물에 희석해서 마시면 입맛도 돌아오고 울렁거림이 진정된다.

항암 약이 누적되면서 2, 3차에 어김없이 구내염이 생기기 시작한다. 칫솔모가 아주 부드러운 유아용을 준비하고 구내염이 심할 때는 거즈를 사용하여 양치할 수 있다. 잇몸까지 붓고, 염증이 날 때는 유아용 치약 같은 저자극성 치약으로 바꾼다. 생리 식염수로 가글을 4~5번 해서 최대한 염증이 생기지 않도록 해준다. 구내염의 크기가 너무 크거나 혀뿌리 부분에 난 경우에는 음식을 넘기기가 힘들다. 그럴 경우에는 이비인후과에 가서 염증 부위를 소독약으로 처치하면 한결 빨리 낫는다.

AC 항암제의 대표적인 부작용 중 하나는 탈모다. 전신의 털은 솜털까지 다 빠진다. 보통은 1차 항암제를 맞은 후가 가장 좋은 컨디션이므로 그때 완전히 삭발하고 가발을 맞추는 것이 좋다. 삭발을 미룰수록 뭉

텅뭉텅 빠지는 머리카락 때문에 스트레스를 더 받을 것이다. 머리카락이 없어도 두피와 모낭이 많이 약해져 있으므로 순한 항암 전용 두피케어 제품으로 관리를 해준다. 가발은 1년 반 이상 착용하게 되니 부분 가발과 전체 가발 2~3개 정도 준비한다. 항암 치료 종료 6~8주 후에 머리카락이 다시 자라난다. 항암 중 맥주효모를 복용하면 머리가 자라날 때 가늘거나 힘이 없는 상태를 개선한다.

❶ AC 항암제의 대표 부작용은 오심, 구토, 구내염이다.
❷ 항암제 탈모 부작용은 맥주효모 제품을 미리 보충한다.

말초신경병증, 백혈구 수치 저하, 피부 발진, 손발톱의 변화

손끝과 발가락 끝에 항암제로 인한 염증이 나타나는 것이 말초신경병증이다. 손과 발을 바늘로 찌르는 듯한 느낌, 화끈거림, 전기가 통하는 것 같은 느낌, 손발이 저리고 감각이 둔해짐, 손으로 물건을 집거나 단추를 채우기 힘든 증상들이 생긴다. 몸의 균형을 잡기 힘들어 계단을 오르내릴 때는 난간을 잡아야 한다. 이런 증상을 극복하기 위해서는 주먹을 쥐었다 폈다 하는 동작을 반복해서 순환을 시켜준다. 설거지나 요리를 할 때는 손가락을 다치지 않도록 보호 장갑을 착용한다. 감각이 무디어지므로 차갑거나 뜨거운 것에 노출되지 않게 해야 한다.

항암제 투여 사이클은 2~4주다. 항암제를 투여받고 7~10일에 백혈구 수치가 가장 낮아진다. 이 시기가 감염에 취약하므로 손 씻기와 구강 관리(가글)에 신경을 쓴다. 고기, 생선, 야채류도 꼭 익혀서 섭취하고, 배달 음식이나 외식은 줄인다. 외출은 최소한으로 하고, 38도 이상의 열이 나면 응급실로 간다. 집 안에서도 마스크를 쓰고 있는 것이 좋고, 온도 변화에 민감하므로 보온에 신경을 쓴다. 피부가 건조하고 가려움증과 발진도 생긴다. 항암제가 피부세포에도 손상을 주기 때문이다. 보습제를 얼굴과 손발, 몸에 수시로 발라준다.

손발톱의 변화가 심하게 나타난다. 손발톱이 들뜨고 검게 착색되고 물결 모양으로 손톱의 변형도 일어난다. 항암 6회까지 진행되면 88%의 환자가 손발톱의 변화를 경험한다. 부서지고 통증도 생긴다. 손톱의 변형이 돌아오는 것도 몸의 회복력에 따라 달라진다. 손톱은 4~6개월, 발톱은 12~18개월이 넘어야 정상적인 손발톱으로 회복된다. 예방이 최선인데, 항암제의 독소를 빠르게 배출하기 위한 좋은 방법은 체중 30배의 물을 매일 마시는 것이다. 울렁거림으로 인해 생수를 마시기 힘들수가 있다. 이때는 유기농 현미를 볶아서 현미차로 우려 마시는 방법도 해독요법으로 좋다.

항암 주사를 맞는 당일에는 항암제를 맞을 수 있는지 혈액검사를 한다. 항암 주사를 맞는 '케모포트'를 잘 관리하여 염증이 생기지 않도록 한다. 주사를 맞기 전 1주일 동안은 호중구 수치를 올리기 위해 따뜻한 국물류를 섭취해준다. 전날까지는 운동도 열심히 해서 혈액순환이 충분히 되게 한다. 항암 주사가 들어가는 순간부터 부종, 울렁거림과 어지러움이 시작된다. 항암 주사를 잘 맞기 위해서 음식 섭취에 신경을 쓰다 보면 체중이 늘어난다. 게다가 부종까지 더해져서 관절에 무리가 가게 된다. 체중 조절에 신경을 써야 한다.

❶ 항암제로 인해 손발 저림과 통증이 나타난다.
❷ 항암제 투여 후 7~10일에 백혈구 수치가 가장 낮아진다.

관절 통증, 설사, 변비

AC의 주 부작용이 구내염과 오심, 구토라면, 탁셀 계열의 항암제는 근육통, 관절통이 대표적인 부작용이다. 투여 후 2~3일 이내에 통증이 시작되고 지속한다. 병원에서는 타이레놀, 뉴론틴(신경 통증 억제제) 등을 처방한다. 무릎, 손목, 허리 등의 관절에 통증이 시작되면 금방 노인처럼 걸을 수 없는 상태가 된다. 발을 땅에 디딜 수가 없다고 하는 환자도 많다. 통증을 막는 가장 좋은 방법은 움직이는 것이다. 매일 천천히 걸어야 한다. 첫 3일은 통증이 심하므로 누워만 있고 잠만 자게 되지만, 가족의 도움을 받아서 밖으로 나가야 한다. 넘어질 수 있으므로 가족의 부축을 받아서 걸어보자.

식이요법을 병행하면 탁셀 부작용이 경감된다. 나는 야채 식이요법의 효과를 크게 보았다. 1차의 통증보다 4차 때의 통증이 적었고, 움직임도 훨씬 많아졌다. 항암제로 파괴된 세포를 야채의 살아 있는 효소와 미네랄이 바로바로 재생하고 복구시켰다. 염증을 일으킬 식품들을 제하여 부종도 빠지고 칙칙했던 혈색도 돌아왔다. 나는 20가지에 달하는 야채와 과일을 갈아 섭취했다. 다채로운 색의 야채는 각기 다른 영양소가 들어있다. 항암 시작 전이라면 야채식으로 한 끼를 시작해보자. 항암을 훨씬 쉽게 할 수 있다.

항암제는 장내 환경도 무너뜨린다. 장내 유익균은 줄어들고, 항암제를 이긴 유해균의 비율이 높아진다. 장내 환경을 살리기 위해서라도 식이섬유가 풍부한 야채식을 해야 한다. AC 때는 위장 점막이 약해지므로 설사를 많이 한다. 이때는 무조건 익힌 음식으로 약해진 점막을 달래주어야 한다. 양배추, 토마토, 당근, 양파, 마늘, 브로콜리에 올리브유를 넣고 볶다가 물을 넣고 푹 끓이고 믹서로 갈아준다. 따뜻한 야채 수프를 마시면 설사도 멈추고 대변 상태가 바나나 모양으로 변한다. 이 야채 수프에 적응이 되면, 다른 야채를 넣어서 다양하게 수프를 만들 수 있다.

항암제의 독성이 누적되면 몸에 손상되는 부위들이 많아진다. 점막과 두피, 손발톱, 말초신경염 증상들, 관절 통증, 대소변의 변화와 불면증도 나타난다. 이런 증상이 나타날 때는 병원에서 처방해준 약에만 의존하지 않아야 한다. 처방약은 진통제, 항히스타민제, 부신 호르몬제 등으로, 장기간 복용하면 우리 몸을 산성화시키기 때문이다. 염증과 통증을 단번에 잡아주므로 손쉽게 선택되지만, 내 몸의 환경을 바꿔주는 것은 아니다. 다양한 종류의 야채 섭취, 지속적인 운동과 충분한 물 마시기를 실천한다면 몸의 환경이 바뀌어서 부작용을 경감시킬 수 있다.

❶ 탁셀 항암제는 근육통과 관절통의 부작용이 있다.
❷ 야채 식이요법은 탁셀 부작용을 경감시킨다.

4장

항호르몬제 부작용을 막는 보충제 선택법

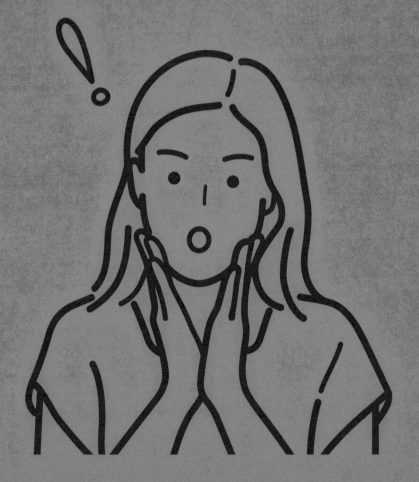

20

천연 영양제 죽염

암환자가 표준치료를 끝낸 후 몸을 관리할 때 식이
요법만으로는 한계가 있다. 이번 장에서는 암환자
가 복용하면 체질이 개선되는 보충제와 항호르몬
제 부작용을 낮춰주는 보충제에 대해서 자세히 알
아보겠다.

천연 영양제와 합성 영양제

내가 제안하는 보충제는 천연물에 최대한 가깝고, 일반식단에 포함하기 힘든 식물류를 제품화한 것이다. 보충제를 복용하려면 '진짜'를 선택해야 한다. 합성 영양제와 천연 영양제는 성분이 같다고 해도 몸 안에서의 활성률과 흡수율이 다르다. 예를 들어 비타민C 1000mg 1정과 비타민C가 들어있는 과일의 흡수율은 다르다. 합성 비타민의 성분이 아무리 똑같아도 인체는 합성과 천연의 차이를 인지한다.

합성 영양제는 천연 영양소를 모방하여 구조는 비슷하게 보이지만 거울에 비치는 상과 같은 효과이다. 모습은 흉내를 냈지만, 기능까지 완벽하게 똑같지는 않다. 미국 록펠러대 귄터 블로벨Gunter Blobel 박사는 이 연구로 노벨의학상을 수상했다. 그는 "영양소마다 고유한 주소와 우편번호가 있어서 같은 주소를 가진 세포를 향해서 이동한다."라고 했다. 합성 영양소는 세포 내의 주소지를 정확히 찾아가지 못한다. 천연 영양제는 과일, 채소, 약초의 뿌리, 약효가 있는 식물로 만든 것이고, 합성 영양제는 자연이나 식물과 전혀 상관없는 합성물질로 이루어진 것이다.

클레멘트 박사는 11,000명의 혈액을 관찰하여 천연과 합성 두 가지 영양소의 흡수율을 비교했다. 그 결과, 합성 영양소는 거의 흡수되지 않고, 세포의 영양결핍은 더 심해졌다. 또한 합성 영양소를 적으로 인식하여 많은 백혈구가 투입되고 싸우느라 에너지가 소모되었다.

합성물질은 독성물질을 배출하는 기능도 떨어진다. 암환자들이 고단위 비타민C 복용을 많이 하는데 이것은 단지 '합성된 아스코르빈산'이다. 고함량 합성 비타민C 요법을 하지 않고, 베리류에서 추출한 천연 비타민C를 적정량 복용하면 신체 이용률이 높다.

합성 비타민제는 가격이 싸다. 그러나 체내 이용률과 흡수율이 미미하다. 반면에 천연 비타민제는 가격은 조금 비싸지만, 신체 내 결핍을 정확히 채워주므로 복용 후 변화를 금방 느낄 수 있다. 나 역시 이전에는 합성 비타민제 복용 후 효과가 미미했기에 보충제를 복용하지 않았다. 그러나 천연보충제를 복용하고 난 후부터 몸의 변화와 건강이 회복되었다.

암환자는 싸구려 직구 제품, 인터넷에서 홍보하는 검증되지 않은 제품들을 구매해서는 안 된다. 음식도 인스턴트가 아닌 진짜를 선택하듯이, 이제 보충제도 합성이 아닌 진짜 영양소를 찾아내는 안목을 기르자.

❶ 합성 영양제와 천연 영양제는 구조는 동일하게 보이지만 효과는 다르다.
❷ 신체 이용률이 높은 천연 영양제를 복용한다.

정제염 vs 천일염

천연 영양소로 죽염을 첫 번째로 추천한다. 인체의 신진대사를 원활하게 하는데 소금은 없어서는 안 될 식품 중 하나다.

인체의 체액과 바닷물의 성분이 가장 비슷하다. 바다에서 확인된 성분은 83종이고 수소와 산소를 포함하면 85종이다. 지구상에 있는 모든 원소가 바닷물 속에 들어있다. 이 바다에서 생산된 미네랄이 풍부한 소금은 현대인의 미네랄 결핍증을 해소해주는 중요한 물질이다.

세계적으로 미네랄이 가장 풍부한 소금은 우리나라 서해안에서 생성되는 천일염이다. 소금 중에 최고는 죽염이다. 죽염의 효과는 최고의 환원력에 있다. 죽염은 알칼리성 식품으로 산성화한 체질을 원래대로 복구하는 데 최상의 역할을 한다.

소금이 고혈압을 일으킨다고 오해하는 사람들이 있다. 이것은 미네랄 성분이 없는 정제염 즉 Nacl 성분만 있는 소금을 섭취한 결과이다. 미국 〈사이언스〉지가 발표한 것에 따르면, 고혈압 환자는 정상인보다 칼슘이 19.6% 부족하다고 한다. 고혈압은 염분 과잉 때문이 아니라 칼슘 부족에 의한 것이다.

우리는 지금까지 정제염과 천일염을 같은 소금으로 착각했다. 정제염으로 인한 질병 때문에 소금이 건강에 해롭다고 인식한 것이다. 대부분의 식당과 모든 가공식품 공장에서는 식염으로 정제염을 사용하고 있다. 정제염으로 소금을 섭취할 때 인체는 독성물질을 해독하지 못하고, 미네랄은 결핍된다.

정제염에는 엉김을 방지하는 알루미늄 화합물이 첨가되고 이것은 알

츠하이머를 증가시킨다. 또한 글루타민산 나트륨으로 감칠맛을 내고, 탄산칼슘, 산화칼슘 등이 첨가되어 소금을 더욱 희게 보이게 한다. 이러한 화합물은 신체에 좋은 영향을 주지 않는다. 이런 이유로 환자들은 외식과 가공식품의 섭취를 자제해야 한다. 가공식품 속에 들어있는 화학 물질을 해독하려면 우리 몸속에는 해독 효소가 필요하다. 이 해독 효소는 뼈에 있는 미네랄을 뽑아서 사용하므로 미네랄 부족이 더 가중된다.

브라질 상파울루 의대의 연구에 의하면, 소금을 하루 3g 이하로 섭취할 경우, 혈관 속에 지방이 쌓여 중성지방이 올라간다고 한다.

나는 항암을 하면서부터 완전 저염식을 했는데, 체중을 줄여도 중성지방 수치가 좀처럼 낮아지지 않았다. 소변 염도를 측정한 결과 0.44였다. 정상 소변 염도는 0.90이다. 장기간의 저염식은 중요 미네랄인 나트륨을 회수하기 위해 렌닌, 엔지오텐신 등의 호르몬 분비를 촉진한다. 이것은 몸을 쉽게 지치게 하고 질병을 일으키게 한다.

대부분의 암환자는 소변 염도가 낮아져 있다. 염도계를 구매해서 아침 첫 소변의 염도를 측정해보자. 0.9보다 낮다면 소금의 섭취를 늘리고, 1.3 이상일 경우에는 식단에서 소금의 섭취를 줄인다.

❶ 암환자는 정상인보다 소변의 염도가 낮다.
❷ 정상 소변 염도는 0.90이다.

죽염의 환원력

1995년 미국 하버드대에서는 '인산 죽염의 유독성 여부와 항종양 작용 연구에 대한 최종 보고서'를 발표했다.

'죽염은 순수 소금이 아니고, 필수 미네랄이 매우 풍부한 미네랄 소금이다. 죽염을 매일 10~20g을 섭취한다고 해도 1일 권장 필수 미네랄의 범위를 넘어가지 않는다. 항암 효능이 있다. 일반 소금과 달리 과다 복용 시에도 위와 장의 점막을 전혀 손상하지 않는 소금이다. 죽염의 pH 레벨은 약알칼리성이며, 이 성질이 죽염의 무해성을 도와주는 것으로 판단된다.'

소금은 신진대사를 촉진하여 파괴된 세포를 회복한다. 또한 위액의 염산(Hcl)의 재료가 되므로 소화를 도와준다. 저산증 경향이 있는 사람은 죽염을 보충해준다. 소금은 세균과 바이러스를 억제하여 감염증을 예방한다. 체액의 전해질 균형의 역할을 하고 해독작용에도 관여한다.

이런 소금의 효과에 더해서 죽염은 1,500도의 고온에서 대나무, 송진, 황토가 소금의 성분과 결합되어 미네랄의 흡수가 극대화된다. 죽염에는 철, 규소, 구리, 바나듐, 망간, 아연, 몰리브덴, 셀레늄, 스트론튬, 붕소, 리튬 등 인체에 꼭 필수적인 미량 미네랄이 대부분 포함되어 있다. 합성 미네랄을 복용하는 것보다 아침에 온수 한 컵에 0.5~1티스푼의 죽염을 타서 마시는 것이 훨씬 좋다.

현대인은 식품, 합성의약품, 대기오염, 소독된 수돗물, 자외선 등으로 인해 몸 안에 활성산소가 발생한다. 활성산소는 과량 발생하면 우리 세포와 조직을 손상한다. 현대인의 질병의 90%가 활성산소와 연관이 있다고 한다. 몸 안에 미네랄이 부족하면 활성산소를 제거하는 효소를 원활하게 만들 수 없게 된다. 이러한 해독작용에 빠르게 작용할 수 있는 것이 죽염이다.

활성산소는 마치 '녹이 생긴 못'처럼 우리 몸을 녹슬게 한다. 이 녹을 제거하는 능력을 '환원력'이라고 하는데, 죽염의 환원력은 강력하다. 산성화된 체액의 pH를 약알칼리성으로 교정해준다.

합성 영양소가 아닌 천연 영양소의 가치가 높은 것이 죽염이다. 죽염은 80여 종의 미량 미네랄이 풍부하게 들어있고, 산성화된 현대인과 암환자의 체액을 약알칼리성으로 교정해준다. 정제염을 과다 섭취하면 문제가 되지만 죽염은 1일 3g으로 복용을 시작해서 최대 20g까지 섭취할 수 있다. 죽염으로 음식의 간을 하고, 물에 녹이거나 침으로 녹여서 섭취해보자. 최상급의 죽염은 맛이 짜거나 쓰지 않고 도리어 단맛이 난다.

암환자의 해독 1순위 천연 영양소는 죽염이다. 소변의 pH와 소변의 염도를 측정해보자. 소변은 pH7.4, 소변 염도는 0.9가 정상 범위다.

❶ 죽염은 미네랄이 풍부하고 약알칼리성으로 체액을 교정한다.
❷ 암환자의 해독 1순위 천연 영양소는 죽염이다.

21

면역력, 숙면, 우울증에 관여하는 비타민D를 복용한다

오늘날 전 세계 인구의 *88%*, 한국인의 *90%*가 비타민D의 결핍상태이다. 비타민 중에서 햇빛으로 보충할 수 있는 것이 비타민D이다. 햇빛이 피부 밑의 콜레스테롤과 결합하여 비타민D가 만들어지고, 간이나 지방 세포에 저장된다.

비타민D가 부족하면 피부가 까칠해지고 혈색이 좋지 않다. 세로토닌 부족으로 감정적으로 우울해지는데, 비타민D는 세로토닌을 증가시킨다. 비만 자들은 비타민D가 부족한 상태이다. 피로감이 있으며 허리가 아프고 걷기가 힘들다. 비타민D가 부족하면 감기나 피부병 등에도 자주 걸린다. 암, 치매, 과민성 대장증후군 등도 비타민D 결핍과 관련이 있다.

비타민D의 역할

미국 보스턴 대학 의료센터 교수인 마이클 홀릭^{Michael F. Holick} 박사는 "비타민D가 면역세포와 면역 인자를 조절하여 만성병을 예방해주는 후천성 면역기능과 관계가 있다."고 발표했다. 수년 동안 비타민D는 칼슘이 뼈에 잘 흡수되도록 하는 역할 정도만 하는 것으로 이해했다. 하루 400IU 정도의 복용이 적정량으로 알려져 있었다. 현재는 비타민D가 우리 몸의 모든 세포가 하루 동안 사용하는 산소와 같은 존재로 필요량이 훨씬 높다고 밝혀졌다. 구루병의 예방은 혈중 농도 20ng/mL면 가능하나, 암, 당뇨와 같은 질환은 40~60ng/mL가 되어야 예방이 된다.

암환자는 1년에 2번 정도 혈액검사를 하고, 비타민D의 혈중 농도 수치를 점검해야 한다. 나는 암 발견 당시 비타민D 혈중 농도가 10 이하였다. 현재는 50대로 유지하고 있다. 10ng/mL 이하는 고도 결핍상태이며, 30~100ng/mL를 정상 범위로 본다.

로버트 히니 교수는 비타민D 혈중 농도가 적어도 40~60ng/mL에 도달해야 건강을 지킬 수 있다고 본다. 매일 비타민D 5,000IU를 3~4개월 복용하면 이 적정 농도로 올라온다. 일반적으로 하루 1,000IU를 3~4개월 복용하면 10ng/mL만큼 올라간다.

2014년 우리나라 영양조사에 따르면, 전체 인구의 비타민D 평균 혈중 농도는 16.1ng/mL이다. 상당한 결핍 수준이다. 비타민D는 일조량이 적은 겨울에 급격히 떨어지므로 겨울에는 보충제로 섭취해주어야 한다. 여성은 남성과 비교해 현저히 혈중 농도가 낮고, 20~30대의 비타민D 부족 현상도 나타났다.

보충제 중에서도 비타민D의 가격은 가장 저렴한 편이다. 일반인들도 보충제를 하나만 선택해야 한다면 단연코 비타민D를 추천한다. 암환자는 천연 비타민D 제품을 선택하는 것이 좋다.

❶ 비타민D 정상 혈중 농도는 30~50ng/mL이다.
❷ 암환자는 대부분 혈중 비타민D 농도가 정상 이하이다.

비타민D의 적정 용량

사람들은 햇빛만 잘 쐬면 비타민D가 충분할 것으로 생각한다. 하지만 혈중 농도를 높이기에는 역부족이다. 자외선B만이 우리 몸에서 비타민D를 만드는데, 이것은 유리를 통과하지 못하는 정도이다. 창가에서 햇빛을 쐬거나 운전을 한다고 해서 비타민D가 합성되지 않는다. 자외선 차단제를 바르면 더더욱 생성되지 않는다. 또한 나이가 들면 비타민D 합성 능력이 현저히 떨어진다. 같은 시간 햇볕을 쐬어도 노인은 젊은이의 25%밖에 합성하지 못한다. 자외선B는 오전 10시부터 오후 3시 사이인데 경제 활동 인구는 이 시간에 실내에 머무른다. 그러므로 햇빛을 통한 비타민D 합성 기회는 많지 않다.

비타민은 수용성과 지용성으로 나뉜다. 수용성 비타민은 하루 섭취량 이상이면 소변으로 배출된다. 비타민D는 지용성인데, 간과 지방 세포에 부족할 때를 대비해서 미리 저장해놓는다. 간과 지방 세포는 1년에서 1년 반 치의 비타민D를 저장할 수 있다. 비타민D는 1년 내내 필요한데 햇빛이 풍부한 여름 동안 합성하여 부족한 겨울에도 사용할 수 있다. 수용성 비타민은 필요한 양을 매일 복용해야 한다. 지용성 비타민D는 일주일에 한 번, 고함량의 주사제로 3개월에 한 번도 가능하다.

햇볕을 통해서 비타민D 수치를 올리려면 반소매와 반바지 차림으로 8~15분 정도 노출하면 좋다. 겨울철 햇볕은 효과가 없다. 음식으로 비타민D를 4,000IU 이상 보충하려면 연어 10kg을 섭취해야 비타민D 3,200IU 정도를 얻는다. 음식으로써 적정 비타민D 수치를 올리는 것은 불가능해 보인다. 비타민D는 보충제로써 섭취하고, 지용성이므로 식사할 때 또는 식사 직후에 복용하는 것이 흡수율이 높다. 혈중 농도가 15ng/mL라면 매일 5,000IU를 3~4개월 복용하면 50ng/mL로 증가한다.

비타민D는 숙면을 유도하는 세로토닌과 멜라토닌 생성에도 관여한다. 혈중 농도가 낮을수록 수면장애 위험이 올라간다. 하버드대의 연구에 의하면, 비타민D 수치가 낮은 12%는 수면시간이 5시간 미만이고, 57%는 한밤중에 90분 이상 잠에서 깨는 것으로 나타났다. 또한 만성피로증이 있는 혈중 농도 20ng/mL 이하인 사람에게 비타민D 10만 단위를 한 번 경구 투여한 결과, 4주 후 피로도가 현저히 개선되었다는 연구도 있다. 요즘 병원에서는 한 번에 2만~3만IU의 주사 처방을 한다. 고함량의 주사이지만 비타민D 독성은 나타나지 않는다. 부작용 측면에서는 매일 꾸준히 비타민D 보충제를 복용하는 것이 더 안전하다.

❶ 햇볕을 쐬는 것으로 비타민D 혈중 농도를 올리기는 힘들다.
❷ 매일 4,000IU 함량의 비타민D를 섭취한다.

비타민D 부족과 질병

2014년 미국 샌디에이고 의대의 연구 결과에 의하면, 유방암으로 진단된 경우에 비타민D 혈중 농도에 따라 치료율이 달라진다. 비타민D 혈중 농도가 높을수록 사망률이 낮아지며, 반대로 낮을수록 암 증상이 더욱 악화된다. 또한 비타민D 혈중 농도가 60ng/mL 이상인 사람은 20ng/mL 이하인 사람보다 유방암에 걸릴 확률이 82% 줄어든다고 한다. 혈중 농도가 정상 수치인 경우에도 혈중 비타민D 농도가 높아질수록 예방 확률이 매우 커진다. 비타민D 수치가 45ng/mL라면 50%, 50ng/mL라면 55%, 60ng/mL 이상이라면 75%가 예방된다는 것이다.

우리나라 여성이 가장 많이 걸리는 위험한 질병은 갑상선암이고 그 다음이 유방암이다. 2015년 연세대 의대 세브란스병원의 연구 결과에 의하면, 비타민D 혈중 농도가 20ng/mL 이하인 여성이 30ng/mL 이상인 여성들보다 유방암 발병률이 1.27배 높았다. 갱년기와 상관없이 비타민D가 결핍될수록 유방암 발생 위험률이 증가했다.

유방암 환자는 혈액검사 항목 중 가장 먼저 확인해야 할 것이 비타민D 혈중 농도다. 혈중 농도를 40~60ng/mL 이상으로 유지하면 유방암을 예방할 수 있고, 치료 중이라면 치료 효과가 높아진다.

비타민D가 모든 질병의 사망 위험률을 감소시킨다고 한다. 독일 하이델베르크 연구소에 의하면, 노인의 비타민D 혈중 농도가 8ng/mL씩 증가하면 사망률은 8%씩 감소한다고 한다. 비타민D의 수용체는 온몸에 분포되어 있다. 비타민D는 세포 분열, 성장, 암세포의 사멸 작용 등 세포 대사에 관여하므로 부족하면 세포가 죽게 된다. 또한 비타민D 혈중 농도와 수명 유전자 텔로미어의 길이는 비례한다고 한다. 세포 내 칼슘과 인의 농도를 조절하는 역할을 한다.

그 어느 때보다도 비타민D의 역할이 조명을 받고 있다. 20년 전에는 구루병을 예방하는 비타민 정도로만 알려져 있었고, 비타민D는 소홀히 여겼었다. 그러나 100세 시대를 맞아 수명을 연장하고자 한다면 비타민D를 챙겨야 한다. 모든 만성 질병의 발생을 차단하는 첫 번째 선택이 비타민D이다. 매일 4,000IU 이상을 꾸준히 복용하여 혈중 농도를 40~60ng/mL로 올리자. 고함량이라고 놀랄 필요는 없다. 비타민D의 고함량 복용의 안정성은 입증되어 있고, 유방암 환자라면 반드시 자신의 혈중 농도부터 체크하여 적정 복용량을 정해야 한다.

❶ 비타민D 부족은 유방암 발병률을 높인다.
❷ 혈중 비타민D 농도를 40~60ng/mL로 올린다.

22

뼈의 건강을 위해
이온화 칼슘(SAC) 섭취하기

항호르몬제를 복용하면 난소 기능이 억제되어 혈중 에스트로겐 농도가 떨어진다. 폐경기 증상이 나타나고 골다공증 발생이 증가한다. 유방암 치료 후에는 정기적으로 골밀도 검사를 하여 골다공증 발생 여부를 모니터링해야 한다.

금연과 절주, 흡수율 높은 칼슘 복용, 하루 4,000IU 비타민D 복용과 규칙적인 운동이 골감소증을 예방하는데 도움이 된다. 폐경 후 여성이 T-score -2.5 이하, 폐경 전 여성이 T-score가 -2.0 이하인 경우에는 적극적으로 골다공증 치료를 시작하는 것이 좋다.

내 몸의 칼슘이 유실되는 환경

타목시펜을 복용하면 여성호르몬이 차단되고, 여성호르몬 부족으로 뼈에서 칼슘 유실이 시작된다. 아로마타제 억제제는 부작용으로 골다공증이 있다고 확실히 제시된다. 반면, 타목시펜 복용자들은 자궁내막증식을 부작용으로 인식한다. 의사 선생님은 타목시펜이 뼈에는 오히려 보호 작용을 하는 것으로 설명한다. 그래서 환우들은 골다공증에 안심하는 경향이 있다. 실제로 많은 환자가 타목시펜을 복용한 지 5년 후에 골다공증과 기타 관절 통증, 족저근막염 등의 부작용을 겪는다. 대부분 병원의 처방약에만 의존하는데 이런 칼슘제는 흡수율이 미미하다.

우리 몸속의 칼슘 유실을 막으려면, 우선 동물성 단백질 섭취를 줄여야 한다. 동물성 단백질은 소화와 흡수과정을 거치면서 체액을 산성화시킨다. 체액을 중성화하기 위해 뼛속에 저장된 칼슘이 빠져나온다. 몸이 정상인 상황에서는 칼슘은 재흡수된다. 동물성 단백질은 칼슘 재흡수에 관여하는 부갑상선 기능을 억제한다. 그 결과 칼슘이 소변으로 배설되어 뼈의 칼슘 양이 줄어들게 되는 것이다.

두 번째는 카페인 섭취를 줄여야 한다. 36~45세 여성이 1일 커피 두 잔을 마시면 매일 22mg의 칼슘 손실이 일어나는 것으로 밝혀졌다. 칼슘의 손실이 많은 암환자는 커피 섭취를 줄이는 것을 추천한다.

식품을 통해서 칼슘을 섭취할 수 있다. 유제품을 칼슘 공급원으로 생각하는데, 동물성 단백질의 섭취와 같은 산성화된 몸이 된다. 암환자의 칼슘 공급원은 유제품이 되어서는 안 된다. 푸른잎채소가 훌륭한 칼슘 공급원이 될 수 있다. 연구에 따르면, 케일의 칼슘 흡수율이 우유보다 더 높다고 한다. 칼슘이 풍부한 채소에는 양배추, 당근, 셀러리, 부추, 양파, 파슬리, 시금치 등이 있다. 칼슘이 풍부한 과일은 산딸기, 오렌지, 키위, 무화과, 블랙베리가 있다. 아몬드, 두부, 콩가루, 통밀가루, 참깨, 해조류에도 풍부하다. 우리 주위에서 쉽게 접하는 진짜 음식 속에 칼슘이 충분히 있다.

❶ 유제품과 동물성 단백질은 몸속의 칼슘 유실을 일으킨다.
❷ 암환자의 칼슘 공급원으로 유제품은 적합하지 않다.

새로운 칼슘의 혁명

새로운 형태의 액상 칼슘인 시그마 안티본딩 칼슘Sigma Anti-bonding Calcium은 고활성칼슘SAC을 주성분으로 70여 가지 바다 미네랄을 함유한 제품이다. 캐나다의 CBHI 연구소에서 2009년 처음 개발했고, 국내에서도 2020년 셀메드에서 자체 기술로 개발했다. 일반 칼슘보다 200배 이상 이온화가 가능하여 칼슘이 비타민D 도움 없이 바로 점막을 통해 체내로 흡수된다. 기존 칼슘은 분자결합으로 이루어져 있으나, SAC 칼슘은 시그마 반결합의 형태로 존재하여 흡수율을 극대화시킨다. 세포 내 칼슘 이온 농도를 조절하는 기능이 탁월하여 세포 내 칼슘 이온 부족으로 인한 암, 당뇨, 골다공증을 부작용 없이 치료한다.

세포의 건강은 신진대사, 물질교환에 중요하다. 세포 내액과 외액의 칼슘 농도 차이는 1대 10,000이다. 이것이 깨어지면 질병 상태가 된다. 칼슘은 세포 안으로 이동해 단백질과 결합하고 미토콘드리아 호흡 활성화, DNA 복제, 혈액 pH 조절을 통해 몸의 건강을 책임진다.

기존에는 세포 내 칼슘 농도를 올려주는 칼슘 보충제가 없었다. 기존의 칼슘제는 흡수율이 낮아 체내에 쌓여 세포 염증과 석회화의 원인이 되었다. 또한 에너지가 소모되는 능동수송 경로로 흡수가 되며, 비타민 D의 도움이 있어야 생체막을 통과했다.

SAC 칼슘은 세포 내 칼슘 이온 농도를 증가시켜 조골세포를 활성화한다. 뼈를 생성하는 세포를 조골세포, 뼈를 분해하는 세포를 파골세포라고 한다. 뼈의 조골세포에서 분비되는 오스테오칼신이 인슐린 분비를 조절하는 아디포넥틴Adiponectin을 분비하는 연구 결과가 나왔다. 이 연구에서는 골밀도가 저하되면 당뇨병을 유발할 수 있다고 한다. 조골세포를 활성화하는 오스테오칼신이 뇌의 인지와 기억에도 관련이 있으며, 치매 등의 뇌 질환에도 골밀도가 중요하다는 것이 밝혀졌다. 2011년 9월 난소 제거 후 골다공증에 걸린 쥐의 임상실험을 통해 골다공증을 치료하는 SAC 칼슘의 효과를 증명했다.

SAC 칼슘은 칼슘의 이온화를 통해 체내 흡수율을 높이고, 체액의 pH 밸런스를 맞춰주어 인체의 신진대사를 조절한다. 세포에 강력한 파동 에너지를 주어 세포와 조직이 딱딱하게 굳어진 것을 풀어준다. 세포 내에서 다 쓰고 남은 칼슘은 뼈로 들어가 조골세포의 기능을 활성화한다. 최근 연구에 따르면, 세포 내 칼슘 이온 레벨이 감소하면 미토콘드리아, DNA, p53 단백질, NF-kB 단백질, T림프구와 줄기세포의 기능이 감소한다. 그 결과로 DNA 변이가 발생하여 암이 생겨난다.

❶ 고활성칼슘(SAC)은 일반 칼슘보다 흡수율이 탁월하게 높다.
❷ 세포 내액과 외액의 칼슘 농도가 중요하다.

SAC 칼슘과 질병

인체 내 이온 칼슘의 수는 약 $5×10^{19}$개가 되며 그중 $2.5×10^{16}$개가 세포 내에 존재한다. 이들 세포 내 칼슘 이온이 심장의 근육 운동부터 온갖 대사 작용과 유전자 복제, 면역세포 활동에 사용된다. 그 양이 조금만 모자라도 문제가 발생한다. 뼈에서 빠져나온 이온 칼슘과 과다 섭취한 단백질 칼슘으로 인한 석회화 등이 나타난다. 특히 여성은 나이가 들어 폐경이 되면서, 칼슘이 서서히 또는 급격히 감소하게 된다. 이로 인해 암, 당뇨, 고혈압 등 150가지 질병이 생긴다.

칼슘의 세포 내액과 외액의 균형은 인체 대사에 필수적이다. 세포 내액에서 칼슘 수치가 떨어지면 세포핵에 이상이 생겨 기능 저하나 돌연변이가 된다. SAC 칼슘을 복용하면 어깨 근육, 심장, 유방 등의 석회화된 조직을 용해하는 것으로 밝혀졌다. 세포 내 과축적된 칼슘 이온은 소변으로 즉시 배출된다. 성인은 체내에 과다 축적된 칼슘 이온이 복용 30~40분 이후부터 소변으로 배출된다. SAC 칼슘의 1회 복용량은 5mg이다. 5ml의 SAC 칼슘을 500ml의 물과 함께 희석하여 복용한다. SAC 칼슘 용액은 인체에 이온 칼슘 1.25×10^{19}개를 30초 만에 공급한다.

SAC 칼슘은 암의 치료에도 큰 역할을 한다. 혈중 젖산 분해효소(LDH)는 암 상태를 모니터링하는 지표가 된다. SAC 칼슘은 암세포에서 분비되는 젖산과 암모니아의 농도를 조절한다. 정상세포는 미토콘드리아를 통해 36ATP를 생성하지만, 암세포는 산소를 사용하지 않고 2ATP와 젖산을 만들어낸다. 암 조직 주변의 pH는 6.0에서 6.5 사이로 산성화가 된다. 이 산성화된 조직을 빠르게 중화하여 체액을 맞추는 역할을 SAC 칼슘이 한다. 또한 SAC 칼슘은 세포의 돌연변이를 억제하는 p53 유전자가 tp53 단백질로 변이되는 것을 막는다.

암은 세포의 칼슘 농도가 낮아지면 발생한다. 이 세포에 칼슘 농도를 조절할 수 있는 보충제가 SAC 칼슘이다. 현재는 캐나다 SAC 칼슘과 국내 셀메드 SAC 칼슘이 있다. 두 제품 다 효과가 뛰어나다. 부작용은 거의 없고, 남녀노소 복용이 가능하다. 1일 5ml의 복용으로 얻어지는 효과는 너무나 특별하다. 약국에서 환자에게 써본 결과, 뼈 건강뿐만 아니라, 석회화로 인한 통증, 피부병, 당뇨, 관절 통증, 체액의 산성화 등에 탁월한 효과가 있었다. 위장 장애가 있어서 기존 칼슘제를 복용하지 못했던 환자들도 SAC 칼슘으로 위장장애 없이 칼슘을 보충할 수 있다.

❶ 신체 내의 칼슘 감소는 150가지 질병을 일으킨다.
❷ 고활성칼슘(SAC)은 위장장애 없이 위 점막에서 흡수된다.

23

NK세포 활성도를 올리는 보충제 베타글루칸

세포 간의 커뮤니케이션은 우리의 건강을 좌우하는 핵심이다. 이 교신을 담당하는 것이 세포 표면에 있는 글리코 영양소라는 물질이다. 이 영양소는 단백질과 탄수화물이 합성된 것으로 세포 표면에 8개의 당사슬 구조로 존재한다.

1995년 〈네이처〉지에 세포 표면의 당이 세포의 이동과 염증 과정에 관여한다는 내용이 실렸다. 글리코 영양소는 각종 식물에 천연으로 존재하는 당이다. 이전에는 '탄수화물은 즉 포도당'이라는 인식이 있었고, 우리 몸속에서 소화되어 단순히 에너지만 만드는 것으로 알려졌었다. 최근에 탄수화물은 약 200종류의 단당류가 있고 그중 8가지 단당류가 모든 세포의 정상 기능에 필요함을 발견했다.

글리코 영양소의 세포 교신 작용

세포의 정보 교신에 필수적인 물질은 8당이다. 2개 이상의 살아 있는 세포는 특별한 방법으로 상호작용을 하는데, 세포 표면의 당 영양소가 그 역할을 한다. 존 호지슨John Hodgson은 《탄수화물의 문자화》에서 "세포가 암이나 자가면역질환처럼 자기 자신을 공격하기 시작하는 것은 그 세포들의 표면에 있는 탄수화물 정보가 변경되었다는 것을 의미한다."라고 강조했다.

세포는 세포막으로 구분되어 우편번호와 같은 생명 암호biocode를 통해서 서로 의사소통을 한다. 현미경으로 40만 배 확대하면 나무줄기 모양의 사슬들이 보이고 안테나처럼 올라와 있는 것을 '당사슬'이라고 한다. 세포막의 단백질에 단당들이 결합하면 당단백질이 되고 의사전달과 인지기능을 담당한다. 8가지 단당은 글루코스, 갈락토스, 만노스, 퓨코즈, 자일로스, N-아세틸뉴라민산, N-아세틸갈락토사민, N-아세틸글루코사민이 있다. 이러한 글리코 영양소를 보충하면 면역력이 높아져 자체 치유력이 강해진다.

우리 몸은 곡물을 소화해서 얻어지는 글루코스, 유제품을 통해 얻어지는 갈락토스를 가지고 다른 6개의 당분을 만들 수 있다. 토양에 영양분이 소실되고 가공식품으로 영양이 파괴되어 식품으로는 충분히 공급받기가 힘들다. 이 글리코 영양소가 없는 세포 사이에는 교신이 불완전해진다. 당사슬은 박테리아 같은 침입물질이 세포에 부착되지 못하도록 방어한다.

에리카 골레미스 박사는 "섬모가 없어진 세포는 주변 세포와 신호 교환을 하지 못해 쉽게 암세포로 변한다."라고 했다. 이 섬모들이 글리코 영양소이다. 각 세포벽에는 약 10만 개의 안테나 모양의 당사슬이 있어서 정보 전달에 관여한다.

❶ 세포막에는 세포의 정보 교신을 담당하는 당사슬(글리코 영양소)이 존재한다.
❷ 글리코 영양소는 세포 사이의 교신 역할을 한다.

버섯 속의 베타글루칸

당화glycosylation는 당이 단백질 혹은 지방과 결합하는 과정을 말한다. 8당이 단백질과 결합하는 당화 과정을 거쳐야 세포 간의 인지, 대화, 면역기능이 작동한다. 당단백질이란 세포 속에서 단백질과 글리코 영양소가 결합해서 만들어내는 물질로서 세레틴, 이뮤노 글로뷰린, 트랜스페린, 뮤신, 렉틴 등이 있다. 세포 간의 정보 교환과 자기방어 기전을 통해서 자연치유력이 발휘되게 하는 것이 글리코 영양소다. 중추신경계의 신경 물질 전달, 신진대사 조절, 호르몬 조절, 암세포의 성장 및 전이를 억제한다.

버섯류에는 글루코스, 갈락토스, 만노스, 퓨코즈가 풍부하다. 특히 만노스, 퓨코즈는 세포 치유 능력과 암의 성장과 전이를 억제하고 세포 사이 교신에 관여한다. 글리코 영양소는 버섯류, 곡류, 씨앗류, 과일, 채소, 해조류에 존재한다. 베타글루칸은 버섯류나 효모, 보리, 귀리에서 추출한 다당류이고 맥주효모나 버섯의 세포벽에 많이 분포되어 있다. 이 것은 매우 단단한 형태로 들어있어서 이것을 추출하는 기술이 핵심이고 가격이 다소 비싼 이유이기도 하다.

베타글루칸이 면역증강제로서 세계적으로 주목받게 된 것은 암세포에 관한 연구 때문이다. 내 몸의 면역계가 미처 감지하지 못한 물질에 달라붙어서 유해 물질임을 표식하여 면역세포가 쉽게 찾아내어 사멸하게 한다. 베타글루칸은 위장에서 분해되지 않고 일차적으로 장점막에 작용한다. 대식세포에 의해서 분해되고 최종 산물인 글리코 영양소로 전환된다. 전환된 글리코 영양소는 장점막에서 호르몬을 조절하고, 세포 간 소통을 원활하게 하여 적과 아군을 구별하는 능력을 증가시킨다.

베타글루칸은 NK세포의 활성을 증가시키고, 면역반응을 조절하고, 알레르기 반응을 억제한다. 베타글루칸은 귀리와 버섯류, 다시마의 후코이단과 흑미강 속에 들어있는 다당체 성분을 표고버섯으로 발효해서 상용화한 제품이 있다. 《베타글루칸의 비밀》의 저자로 미국 내 최고의 연구가인 루이스빌 대학 베빅카 교수는 자기 몸무게 1kg당 32mg을 섭취하면 최고의 면역력 증진 효과를 얻을 수 있다고 한다. 또한 오메가3

지방산과 같은 여러 항산화제와 같이 복용하면 시너지 효과가 있다.

❶ 버섯류에는 글리코 영양소가 풍부하다.
❷ 버섯 속의 베타글루칸이 NK세포를 활성화한다.

베타글루칸의 효능

베타글루칸은 섭취 후 어느 정도 시간이 지나야 반응이 나타날까? 섭취 직후부터 대식세포 활성이 증가하기 시작하여 약 3일 후에 최고 활성도가 나타난다. 해독과 혈액순환이 안정화된 후에는 면역을 길러야 하는데, 면역을 기르는 방법은 다당체(베타글루칸, 카라기난, 귀리 다당체, 황기 다당체, 홍삼 다당체)를 섭취하는 것이다. 베타글루칸을 함유하는 버섯, 효모 또는 흑미를 먹는다고 해서 면역 활성을 기대할 수는 없다. 단단한 형태로 들어있어서 소화할 수 없고 세포벽을 통과하여 면역세포들이 포진한 쪽으로 들어갈 수 없다. 발효공법으로 추출한 베타글루칸의 신체 이용률이 가장 높다.

베타글루칸이 대식세포, 단핵구, 중성구, NK세포, 수지상 세포, 림프구 등 면역세포들의 탐식작용과 활성산소 대사 기능을 활성화한다는 실험이 여러 건 있다. 2012년 〈food & nutrition〉에서는 100명의 성인을 대상으로 임상 실험했는데 1일 900mg의 베타글루칸을 복용한 그룹이 플라시보 그룹보다 감기에 걸리지 않았다. 2013년 〈Europian Journal of Nutrition〉의 발표에 따르면, 162명의 독일 성인을 대상으로 실험한 결과, 베타글루칸을 16주간 복용한 그룹이 감기에 걸린 횟수가 25% 적었으며, 증상도 15% 약했다.

베타글루칸은 과다한 염증을 억제하는 소염 기능이 있다. 또한 숨겨진 암세포를 찾아내고 잠자고 있는 면역세포를 깨워주는 역할을 한다. 백혈구의 림프구를 자극해서 암 또는 바이러스와 결합하고 화학물질을 배출해 사멸시킨다. 세포를 산화스트레스로부터 보호하고 세균, 바이러스, 곰팡이를 제거한다. 또한 세포에서 환경호르몬의 독소를 제거하는 역할도 한다. 베타글루칸이 유방암 세포의 성장을 저해하는지에 대한 동물세포 실험은 베타글루칸을 48시간 투여하여 대조군(0)보다 저용량군(200μg/mouse)에서 항암 효능이 더 많이 일어나는 것을 확인했다.

거슨 요법은 사과 당근 주스와 오트밀을 주재료로 암을 치료한다. 오트밀은 귀리죽이다. 귀리에 함유된 베타글루칸이 면역력을 끌어올려 암세포를 사멸하는 요법이다. 식단에 보리, 귀리, 버섯, 해조류를 포함하는 것이 좋다. 하지만 최대한의 면역능력을 끌어올리기 위해서는 기본 식단에다 베타글루칸의 흡수율을 올린 보충제를 복용하는 것이 빠른 방법이다. 베타글루칸을 복용하여 우리 몸 안의 세포 교신 능력을 올리고 잠자고 있던 면역세포를 깨워서 면역력을 회복하자.

❶ 베타글루칸은 염증을 억제하고 면역세포를 깨워준다.

❷ 식단에 보리, 귀리, 버섯, 해조류를 포함한다.

24

관절 건강을 챙기는
보충제 MSM(식이 유황)

MSM ^{Methyl Sulfonyl Methane}은 자연계에 존재하는 황
성분이 신체 내에 생물학적 활성이 있는 상태로 존
재한다. 수소, 산소, 질소에 이어 8번째로 많은 원
소이고, 몸속에 140g 존재한다.

황(S)은 세포 단백질의 구성 성분이며 모든 세포에
존재한다. 미토콘드리아의 에너지 생성에 관여하
는 효소의 구성 성분이다. 인체의 결합조직, 피부,
모발, 손톱에 많이 함유되어 있다. 황이 있는 아미
노산은 시스테인, 메티오닌, 시스틴 등이 있다. 황
은 이런 아미노산 형태로 소장에서 흡수된다. 이
아미노산은 주로 항산화 과정, 혈액 해독, 콜라겐
합성에도 관여한다.

MSM은 무엇인가?

유황은 광물성, 동물성, 식물성 3가지로 분류된다. 광물성은 유황 온천, 유황 오리, 과수원 비료 등에 사용된다. 동물성 유황은 우황, 녹용, 사향 등에 함유되어 있다. 식물성 유황은 소나무, 은행나무, 노니, 인삼, 파, 마늘, 양파, 달래, 부추 등에 함유되어 있다. 우리가 체내에 이용하는 것은 식물성인 식이 유황이다.

유황은 우리 몸에 꼭 필요한 미네랄이지만, 노화가 진행되면서 부족해진다. 우리가 섭취하는 채소와 과일 속에도 황 성분이 있으나 필요량을 채우기에는 부족하므로 보충제로써 복용을 권장한다.

세계적인 영양학자 칼 파이퍼Karl Pifer 박사는 이전 시대가 비타민을 중요시했다면 21세기는 MSM(식이 유황)의 시대가 될 것이라고 의견을 피력했다. 현재 비타민의 효능과 역할을 모르는 사람은 거의 없을 것이다. 하지만 MSM에 대해서는 의사와 약사들도 낯설어한다. 이들이 학교에 다닐 때는 MSM이 교과서에서 등장하지 않았다. 현재는 그 중요도가 인식되고 있다. 식품의약품안전처 기준으로 황의 1일 섭취 권장량은 1,500mg 이상이다. 마늘 1kg에 함유된 MSM의 양은 5mg이다. 1일 권장량을 마늘로 채우려면 300kg이 필요하다.

현재의 우리의 식단으로는 1일 30~40mg밖에 섭취하지 못한다. 유기농 신선한 채소와 과일에는 1~4mg/kg 존재하고 풀을 먹고 생산한 우유에 2~5mg/kg을 함유한다. 이것도 열을 가하면 대부분 사라진다. 일반인의 1일 섭취량이 50mg 미만이므로 약 1,450mg의 유황이 절대적으로 부족한 상태다. 보충제로 된 제품을 선택할 때는 MSM의 순도와 추출 원료가 무엇인지가 중요하다. 소나무, 마늘, 양파, 사탕수수 등에서 추출한 제품별로 효능의 차이가 있다. 유방암 환자라면 원료를 꼼꼼히 점검하고 내 체질에 맞는 MSM 원료를 선택해야 한다.

❶ MSM은 우리 몸에 꼭 필요한 식이 유황이다.
❷ 식이 유황 권장 섭취량은 1일 1,500mg 이상이다.

MSM은 왜 필요한가?

유방암 표준치료가 끝난 환우들에게 MSM을 꼭 권하는 이유는 관절 통증 때문이다. 초기 통증 시작부터 관리하지 않으면 시간이 지날수록 더 심해진다. 병원 처방 진통제는 줄이고, MSM으로 통증을 다스려야 한다. 부작용과 독성이 거의 없는 MSM에 겨눌 만한 통증 킬러 천연보충제는 없다. 소염진통제를 오래 복용하면 저산증을 유발하여 다른 위장약을 추가해야 한다. MSM의 대표적인 효능은 관절 통증, 항염, 진통, 해독, 피부 회복 등에 작용하는 것으로 밝혀졌다.

MSM은 신경 섬유의 통증 신호전달을 차단하는 C-fiber를 통해 통증을 억제 또는 조절하는 천연진통제이다. 특히 관절과 연골에 도움이 된다. 12주 동안 50세 이상 100명에게 1,200mg의 MSM을 투여한 연구에서 대조군보다 관절 통증, 부종, 걷기 어려움, 계단 내려가기 등의 증상들이 개선되었다. MSM은 강력한 항산화제인 글루타치온의 생성을 도와주고 간에서 유해물질과 중금속 등을 해독하게 한다. 간에서 글루타치온을 78% 증가시키는 연구도 있다.

유방암 환자들은 항암 치료로 인해 손발톱, 모낭, 모근, 두피 등이 손상을 받았고, 회복 또한 더디다. 손발톱의 변형은 1년 이상이 지나도 회복되지 않고, 머리카락은 자라나지만 가늘고 푸석푸석하고 모발 양도 이전보다 현저히 적어진다. 이것의 회복에 도움을 주는 것이 MSM이다. 피부, 손발톱, 모발은 고농도의 유황이 함유된 케라틴 단백질로 구성되어 있다. 이 케라틴 단백질의 기능을 올려 손발톱, 모발의 재생을 돕는다. 또한 MSM을 비타민C와 함께 복용하면 콜라겐의 합성을 높여 피부 진피층의 탄력이 증가한다.

MSM은 세포가 영양분을 흡수하고 노폐물을 잘 배출하도록 세포의 투과성을 유지한다. 혈관 내 석회화된 칼슘의 침전물을 용해하는 작용이 있다. 석회화로 인한 관절 통증에 효과가 좋다. MSM은 코엔자임큐텐, 비타민C, A, D, B, E, 셀레늄 등의 영양소와 함께 복용하면 해독, 항염, 항산화 작용이 상승한다. 칼슘, 마그네슘과 함께 복용하면 석회화로 인한 통증을 빠르게 해결하고, 결합 인대 조직의 재생도 촉진한다.

MSM은 광범위한 효능이 있고 부작용은 거의 없어서 유방암 환자들이 선택할 수 있는 안전한 보충제다.

❶ 유방암 환자는 천연 통증 킬러인 MSM을 복용해야 한다.
❷ MSM은 관절 통증, 손발톱, 모근, 두피 재생에 탁월하다.

MSM은 안전한가?

MSM의 독성은 물과 비슷하다. 30일 동안 체중 kg당 1g을 섭취해도 독성 효과가 관찰되지 않았다. 생쥐의 MSM 치사량은 20g/kg이고, 이 것은 성인으로 환산할 때 1.5kg으로 계산된다. MSM은 식용 소금의 1/6의 수준, 물과 같은 독성을 가져서 안심하고 복용해도 된다.

처음 MSM을 복용할 때는 해독작용으로 약간의 설사, 피부 발진, 피로감 등이 올 수도 있다. 이런 명현 현상이 나타난다는 것은 그만큼 체내에 해독해야 할 독소들이 많다고 여기면 된다.

최적의 복용량은 사람마다 다르다. 보편적인 복용량은 1일 2회, 10세 이상 성인 1회 2g을 복용한다. 증상에 따라 복용량은 가감할 수 있다. 에너지를 올려주기 때문에 취침 전에는 복용하지 않는다. 1일 30g 까지는 아무 이상이 없다. MSM은 가루 타입과 정제 타입이 있는데, 가루는 맛이 매우 쓰다. 나는 정제로 복용하는데, 1일 2회 2정씩 복용하다가 지금은 유지용량으로 1일 2정을 복용하고 있다. 2정의 MSM 함량은 1g이다. 항호르몬제를 복용하는 환자는 관절의 뻣뻣함, 걷기 힘듦, 허리, 무릎, 손목, 손가락 통증을 호소한다. 1일 2~4g의 MSM을 복용하면 이런 증상들이 단 며칠 만에도 사라진다.

MSM은 암의 발현과 성장을 늦춘다는 연구 결과가 있다. 실험 조건은 유방암을 유발하는 물질을 투여한 쥐에게 8일 동안 MSM을 투여한다. 대조군과 비교한 결과 종양의 수는 통계적인 차이가 없었다. 그러나 MSM이 투여된 쥐는 대조군보다 130일 정도 늦게 암이 발생했다. 쥐의 평균 수명 2년을 고려하면 100일은 인간의 수명 약 10년에 해당한다. 다른 실험은 대장암을 유발하는 물질을 주입한 쥐에게 MSM 투여 후에 종양 발현을 관찰했다. 결과는 MSM이 대조군보다 종양 발생 시간을 상당히 늦추는 것으로 나타났다.

성인은 50세 이후부터 노화의 결과로 체내에 황의 존재량이 현저히 감소한다. 식이 유황의 복용을 통해서 인체에 꼭 필요한 미네랄 황을 안전하게 채울 수 있다. 이제는 비타민제를 꼭 복용하라고 강조할 것이 아니라 50세 이후 성인에게는 식이 유황을 강조해야 한다. 비타민은 신선한 채소와 생선, 곡물류를 통해서 충분히 채워질 수 있다. 건강한 식단을 기본으로 하고, 보충제를 추가하면 좋다. 관절에 통증이 생기고 있는 암환자는 MSM을 보충하여 관절의 손상을 막는 것이 좋다.

❶ MSM은 물과 독성이 비슷하다. 즉 안전하다.

❷ MSM은 종양 발현을 늦춰준다.

25

유방암의 재발을 막는
요오드를 보충한다

최근 20년 동안 유방암, 갑상선암, 자궁근종 등의
여성호르몬 관련 암의 증가율이 가파르다. 이것은
유전자의 변화 때문이 아니라 환경호르몬에 과다
노출된 결과다. 농업, 축산의 산업화로 인한 농약,
살충제 남용, 플라스틱의 과다 사용은 환경호르몬
을 체내에 축적하게 했다.

환경호르몬은 에스트로겐과 유사한 화학 구조를
지닌다. 에스트로겐 유사 화합물은 일명 '제노에스
트로겐'이라 부른다. 이것은 신체에서 에스트로겐
수용체에 달라붙어 각종 호르몬 관련 질환을 일으
킨다. 현대인들은 제노에스트로겐으로부터 몸을
보호하고 독소를 해독하고 빠르게 배출하는 시스
템을 활성화해야 한다.

갑상선 환자 중 유방암 환자가 많은 이유

디톡스(독소 제거)를 하는 원소는 바로 '요오드'이다. 제노에스트로겐으로 인한 우리 몸의 내분비계 교란의 정상화를 위해 필수적으로 요오드를 섭취해야 한다. 요오드는 체내에서 생산되지 않으므로 음식을 통해 섭취해야 한다. 섭취된 요오드의 5%(50mg)는 갑상선에 쓰인다. 나머지 95%(1,450mg)는 유방, 위, 난소, 전립선, 피부, 지방, 근육 등의 세포 활동에 필요하다.

우리 선조들은 예로부터 미역, 다시마 등을 통해서 요오드를 섭취해 왔다. 그러나 현대인은 식습관의 변화(해조류 섭취 감소)와 제노에스트로겐의 증가로 인해서 대부분이 심각한 요오드 결핍상태이다.

현대인의 몸에는 독성 화합물인 불소, 브롬, 염소가 과다하게 축적되어 있다. 문제는 이 화합물들이 요오드와 경쟁적으로 작용한다는 것이다. 이 3가지 화합물이 많으면 요오드가 체내에서 흡수되지 못하고 배출된다. 호르몬 교란 작용을 하는 브롬이 요오드 대신 갑상선에 흡수된다. 그 결과 갑상선 호르몬이 생성되지 않고, 갑상선 기능은 저하된다. '브롬 우세증'의 몸 상태가 되면 갑상선뿐 아니라 유방, 자궁, 난소, 전립선, 고환 등에도 영향을 준다. 이런 원인으로 갑상선암 환자가 몇 년 후 유방암이 재발되거나, 그 반대 경우도 발생된다. 나는 여성에게 갑상선암, 유방암, 난소암이 2차 암으로 생기는 이유 중 하나는 요오드와 브롬에 있다고 본다.

요오드의 WHO 하루 권장량 Recommended Daily Allowance, RDA 은 0.15mg(150 마이크로그램)이다. 한국 성인 요오드 섭취량은 0.375mg(375마이크로 그램)이다. 미역국 한 그릇에는 1.5mg(1,500마이크로그램)이 함유되어 있다. 일본인의 1일 요오드 섭취량은 4mg(4,000마이크로그램) 이상이 다. 우리나라의 요오드 섭취량은 WHO의 권고량은 넘지만, 환경 독소 를 해독하기 위한 양에는 미치지 못한다. 일본은 요오드 섭취량이 다른 나라보다 높고, 갑상선, 유방, 자궁, 난소암의 발병률과 사망률이 미국, 유럽, 한국보다 훨씬 적다.

❶ 현대인의 몸에는 불소, 브롬, 염소가 과도하게 축적되어 있다.
❷ 독성 화합물의 해독법은 요오드 섭취다.

요오드에 대한 새로운 관점

요오드는 '갑상선에만 사용된다.'는 의학계 인식으로 인해 유방질환 의 치료에는 선택되지 못했다. 요오드는 갑상선뿐 아니라 유방과 난소, 자궁, 전립선, 피부 등에도 필요하다. 브롬이 체내에 축적되면 요오드는 체내에서 급격히 배출된다. 우리 몸에서는 유방, 갑상선과 다른 조직들 이 요오드를 얻기 위해서 경쟁하게 된다. 경쟁이 지속되면 세포를 스스 로 증식해서 낭종이 생겨난다. 섬유 낭종의 원인 중 하나는 호르몬 부족 이 아니라 요오드가 결핍된 것이다.

병원에서는 섬유 낭종에 별다른 치료가 없고, 크기가 커지면 수술로 제거하는 방법밖에 없다. 전신에 필요한 요오드를 공급하기 위해서는 RDA(1일 권장량)로는 턱없이 부족하다.

요오드의 대표적인 기능은 다음과 같다.

✎ 갑상선에서 갑상선 호르몬을 생성한다.

✎ 비정상적인 세포를 감시한다.

✎ 정상세포와 비정상세포의 세포사멸Apotosis을 한다.

✎ 화학물질을 해독한다.

✎ 박테리아, 곰팡이, 바이러스를 살균한다.

✎ 위에 있는 헬리코박터균을 살균한다.

요오드가 다량으로 필요한 장기는 갑상선, 췌장 효소 분비샘, 위산 분비샘, 피부, 부신, 골수, 폐, 유방, 난소, 전립선 등으로 전신에서 필요로 한다. 요오드 결핍을 해소하면 머릿결이 좋아지고, 탈모가 개선된다. 기억력, 집중력이 향상되고, 건조한 피부가 개선된다. 위산저하가 해결되고, 신진대사의 증가로 비만도 해결된다. 자궁질환, 근종, 내막증, 건강한 손톱, 유방 섬유선종, 갑상선 질환의 치료에도 효과적이다. 요오드는 암세포로 변이되려는 비정상세포를 제거한다. 레이 에린 커넬리 박사는 유방암 예방과 치료에 요오드를 추천한다.

유방암의 예방적 차원에 필요한 요오드 적정 용량Optimal Daily Allowance

ODA은 RDA 0.15mg의 80~330배가 넘는 12.5~50mg이다. 요오드를 고함량 복용할 때 갑상선 자극 호르몬 TSH가 상승하는데, 이것을 갑상선 기능 저하로 오해할 필요는 없다. TSH 수치가 올라가는 이유는 요오드를 흡수하기 위한 신체의 정상 반응이다.

요오드가 결핍된 사람의 증상은 아침에 부은 채로 일어나 머리는 안개 낀 것처럼 멍해서 일단 카페인으로 하루를 시작한다. 에너지는 없고 대사가 원활하지 않아 부종과 비만이 생긴다. 피부에는 탄력이 없고 머리도 많이 빠진다. 유방, 자궁, 갑상선에 문제가 생긴다.

❶ 유방암 예방의 요오드 적정 용량은 12.5~25mg이다.
❷ 식단만으로는 1일 필요 요오드 양을 채울 수 없다.

요오드로 재발을 막자

요오드 12.5mg은 미역국 10그릇에 해당하는 양이다. 우리 선조들은 출산 후에 한 달 내내 미역국을 섭취했는데, 너무나 지혜로운 방법이다. 산모가 출산으로 소진한 요오드를 채워줌으로써 회복이 빨라지는 것이다. 항암 주사를 맞고 오거나 방사선 치료를 할 때 전복을 넣은 미역국을 추천하는 이유는 해독력이 빠르고 원기 회복에 좋기 때문이다.

나는 유방암이 오기 전후로 갑상선 수치가 오르락내리락했다. 암 발병 이전에는 갑상선 항진이 왔고, 항암 중에는 갑상선 수치가 떨어졌고,

표준치료 후에도 갑상선 수치는 정상이 아니었다. 나와 같은 증상은 갑상선 저하증이라고 할 수 없는 요오드 기능 저하증이다.

갑상선 호르몬이 흡수가 잘되는 형태로 세포 내로 전환이 잘되지 않는 상태를 갑상선 기능 저하라고 본다. 갑상선 기능이 활성화되지 않으면 세포 속의 미토콘드리아에서 에너지를 잘 만들지 못한다. 신진대사에 문제가 생기고 만성피로와 비만이 동반된다. 요오드가 필요 없는 세포는 존재하지 않고 모든 장기는 요오드가 필요하다.

펠처스 박사에 의하면, 각 장기의 요구량은 갑상선 6mg, 유방 5mg, 부신, 흉선, 난소, 시상하부, 뇌하수체 각 2mg이 필요하다고 한다. 요오드가 부족하면 각 장기의 기능이 떨어지게 되고 요오드 1일 요구량이 12.5mg 이상이 필요하다.

12.5mg의 요오드를 섭취하면 '델타-요오드락톤'이라는 항암물질이 만들어진다. RDA 0.15mg의 요오드는 갑상선 호르몬의 분비와 생성에 관여하는 용량이다. 델타-요오드락톤은 세포의 사멸 기능(아포토시스)을 조절하는 물질이다. 세포가 생명을 다해서 죽는 것을 세포 사멸기능이라고 한다. 암은 이 사멸기능에 오류가 생긴 것이다. 요오드의 고함량 복용으로 세포 사멸기능을 정상화하고, 유방암 등 각종 암 등의 전이 및 예방을 할 수 있다. 요오드를 복용할 때는 셀레늄과 아연을 함께 복합제로 복용하는 것이 흡수와 대사 개선에 좋은 효과를 낸다.

다음의 10가지 항목에서 5가지 이상 해당이 되면, 요오드 결핍이 상당히 진행된 것이다.

① 유방이나 자궁, 난소 질환이 있다.
② 갑상선 결절이나 낭종이 있다.
③ 손발이 차고 추위가 싫다.
④ 몸이 붓는다.
⑤ 체중이 늘고 안 빠진다.
⑥ 목에 이물감이나 통증이 있다.
⑦ 머릿속이 안개처럼 뿌옇다.
⑧ 우울감이 있다.
⑨ 잦은 감염이 생긴다(편도염, 질내 감염, 방광염, 감기, 림프절염).
⑩ 피로감이 있다.

나는 요오드 12.5mg을 처음에는 1일 2회 1정씩 복용하다가 지금은 유지용량으로 1일 1정 복용하고 있다. 표준치료가 끝나고 일터로 복귀한 후 다시 이전의 극심한 피로감과 여러 증상이 나타났다. 그러나 고함량 요오드 복용으로 완전히 다른 삶을 살고 있고, 유방암 재발의 근심에서 벗어날 수 있었다. 피로에서 해방되는 것은 물론 생활에서 활력이 넘치고 피부도 탄력이 생겼다. 요오드 고함량 복용은 의사와 약사의 상담을 받고 투여해야 한다. 본인의 생각대로 용량을 결정하면 안 된다.

❶ 요오드 12.5mg은 미역국 10그릇에 해당하는 양이다.

❷ 갑상선 기능이 떨어지면 미토콘드리아가 에너지를 만들지 못한다.

26

오메가3 지방산은
이렇게 보충하라

오메가3 지방산이 중요시되고 있는데, 충분히 섭취하고 있는지의 척도는 간단하다. 1주일 동안 2회 이상 기름기가 있는 생선을 먹지 않는다면 결핍된 상태라고 본다. 기름기가 적은 생선인 가자미, 대구, 게, 새우 등은 기름진 생선과 비교해 오메가3 지방산의 양이 1/10 정도이다. 기름기가 많은 생선은 연어, 청어, 고등어, 전갱이 등이다.

대다수 현대인은 이런 생선 섭취가 적기 때문에, 오메가3 지방산의 결핍으로 정상적인 세포막 형성과 자연 치유 호르몬 생성에 문제가 발생한다.

산화, 산패되지 않은 식물성 오메가

오메가3 지방산은 식단에 생선과 견과류, 식물성 기름을 포함하고, 품질이 좋은 보충제로 복용하는 것이 효과적이다. 우리 몸의 필수 영양소의 하나는 지방, 곧 기름 성분이다. 지방은 세포막과 호르몬의 재료가 된다. 지방은 꼭 필요하지만 산화, 산패되기 쉬운 특성 때문에 잘못된 지방 섭취는 인체에 독소로 작용한다. 나쁜 기름을 계속 섭취하면 세포막이 산화되고 산소와 영양소가 세포에 공급되지 않는다. 산화된 기름 섭취가 암과 같은 만성 질환을 일으키는 원인이 된다.

좋은 기름이란 산화되지 않은 기름인데, 주로 식물의 햇 종자에서 얻어진다. 15~25도의 상온에서 열을 가하지 않는 공법으로 추출한 기름은 우리 몸에서 좋은 기름으로 작용한다. 좋은 기름을 섭취하면 세포막이 새로워진다. 암의 원인 중 하나인 세포 내 산소 결핍상태를 해결하기 위해서는 산화되지 않은 햇 종자에서 추출한 식물성 오메가를 복용하는 것이 좋다. 이런 오메가3 지방산은 산소를 자석처럼 끌어들이는 역할을 하여 세포의 호흡 기능을 강화한다. 세포 내 미토콘드리아의 효율이 올라가서 에너지 생성이 잘 되게 한다.

생선에서 얻어지는 오메가3 지방산은 암환자에게 권하지 않는다. 생선에서 기름을 뽑아내는 과정은 고열 처리, 표백, 중화, 탈취 등의 과정을 거친다. 생선 기름은 산소, 빛, 열에 노출되면 그 즉시 산화된다. 이러한 기름의 섭취는 세포막을 산화시키고 세포 내 산소 호흡을 35% 이하로 떨어지게 하여 세포의 변성이 시작된다. 인체 내에서 면역, 혈당, 혈압을 조절하는 프로스타글란딘은 오메가3 지방산의 대사로 만들어진다. 산화된 생선 오메가의 섭취는 프로스타글란딘을 만들지 못하고 결국 신체는 건강하지 않게 된다.

❶ 생선 오메가는 제품 합성 시 기름이 산화, 산패 과정을 거친다.
❷ 햇 종자 씨앗류 오메가를 섭취하면 미토콘드리아의 효율이 높아진다.

좋은 오메가3 선택하는 법

우리가 지방이라고 부르는 기름에는 크게 포화지방산과 불포화지방산 두 종류가 있다. 포화지방산은 고기 속 지방, 코코넛오일 등이다. 불포화지방산에는 오메가3, 6, 9가 있고, 오메가3, 6이 필수 지방산이다.

✎ 오메가3(알파리놀렌산): 연어, 고등어, 아마씨, 들깨, 치아씨드유
✎ 오메가6(리놀레산): 홍화씨, 해바라기씨, 옥수수, 콩, 호박씨
✎ 오메가9(올레산): 유채씨, 올리브유, 아보카도유

필수 지방산은 체내에서 합성되지 않아 음식을 통해 섭취한다. 하루 열량 중 12%를 불포화지방산에서 섭취해야 한다.

이상적인 지방산 섭취 비율

지방산 종류	오메가3	오메가6	오메가9	포화지방산
섭취 비율	1	2	3	3

(출처: 장봉근, 《노유파》)

표에서 보는 것처럼 오메가3, 6, 9의 이상적인 비율은 1:2:3이다.

재료에서 기름을 짜내는 데는 저온 압착법, 고온 압착법, 유기용매 추출법이 있다. 저온 압착법은 콜드 프레싱으로 전 과정에서 저온이 유지되므로 영양소가 파괴되지 않는다. 값은 비싸지만 맛과 향이 좋다. 한국인의 기름인 참기름과 들기름은 고온에서 볶아서 추출하는 고온 압착 방식이므로 기름의 양은 많으나 산패가 된 것이다. 암환자는 참기름, 들기름과 식용유를 없애고 저온 압착 방식의 신선한 기름으로만 섭취해야 한다.

들기름에는 오메가3 지방산이 풍부하다. 들기름은 열을 가하지 않고 기름을 짜낸 지 1개월 이내의 생들기름을 냉장고에 넣고 섭취한다. 플라스틱병에 들어있는 기름은 쓰지 않고 병에 든 엑스트라버진 올리브유, 아보카도유, 생들기름, 저온 압축 추출 해바라기씨유 등으로 오메가3, 6, 9 지방산을 섭취한다.

오메가3 보충제는 보통 캡슐 제형과 액상으로 된 제품이 있다. 캡슐 제형은 입에서 터트려서 비린내가 난다면 이미 산패된 저가의 제품이다. 트리메틸아민^{trimethylamine}이라는 독소가 생성된 것이다.

오메가3는 절대로 저가의 제품을 선택하면 안 된다. 차라리 복용하지 않는 편이 낫다. 냉동실에 넣었을 때 얼지 않아야 한다. 오메가 캡슐은 투명해야 하고 식물성 오메가인 아마씨 함유 제품은 옅은 노랑 색깔을 띤다. FDA에서 승인된 제형은 EE-form으로 처방약인 오마코가 순도 80%에 해당하는 오메가3 제품이다. EE-form으로 만들어진 오메가3는 식후 30분에 위액이 pH3~4에서 분해되어 소장에서 흡수된다. 식후 30분에 복용하는 것이 좋다.

❶ 오메가3, 6, 9의 이상적인 비율은 1:2:3이다.
❷ 들기름은 저온 압착한 생들기름으로 섭취한다.

오메가3과 유방암

오메가3의 중요한 효능 중 하나는 미세 염증을 줄이는 것이다. 염증에 오래 노출된 몸은 오메가3과 오메가6의 비율이 1:20 비율로 균형이 깨져 있다. 가장 이상적인 비율은 1:2에서 1:4 정도다. 현대인의 식단은 동물성 단백질, 가공식품, 인스턴트 섭취로 오메가6의 섭취가 많은 상태다. 만성 염증을 없애려면 식단 중에 오메가6 지방산이 많은 음식을 줄이고 오메가3의 섭취를 늘린다. 오메가3은 체내 합성이 되지 않으므로 보충제로 복용해야 한다.

최근 충남대 임교 교수팀은 오메가3 지방산이 유방암 세포의 자가 사멸을 유도하고 암세포의 성장과 전이를 억제하는 것을 밝혀냈다. 오메가3 지방산의 대사산물인 프로스타글란딘 E3가 암세포의 발생, 성장과 전이를 억제하는데 오메가3 지방산의 체내 비율이 높을수록 효과적으로 생성된다. 이 연구팀은 체내에 오메가3 지방산 함량이 20배가 높은 쥐를 통해 실험을 진행했다. 임 교수는 "오메가3 지방산을 꾸준히 복용하면 유방암을 예방하고 전이를 억제하는 가능성을 보여준 것"이라고 연구 결과를 발표했다.

또 다른 연구사례가 있다. 미국 네브래스카대 연구팀은 유방암을 일으킨 쥐에 한 그룹은 오메가3 지방산, 다른 그룹은 오메가6 지방산을 사료에 공급했다. 35일 후 쥐를 해부한 결과, 오메가3 지방산을 섭취한 그룹이 종양 생성 속도가 느리고 크기도 50%가 작았다. 생존 시간도 연장되었고, 면역세포인 T세포의 숫자도 많이 발견되었다. 이 그룹은 염증 발생도 훨씬 적었다.

중국 저장대학 연구팀은 유방암 발병자 20,905명을 포함한 883,585명의 오메가3 지방산 섭취를 분석하는 연구를 했다. 그 결과 오메가3 지방산 섭취군의 유방암 발병이 14% 낮아진 것으로 나타났다.

오메가3 지방산은 암세포가 혈관이나 기관들의 '기저막'에 들러붙어 뚫고 들어가는 것을 저지한다. 또한 항암요법과 방사선 치료의 효과를 향상시킨다. 유방암 환자가 표준치료 후에 보충제를 복용해야 한다면 그중 하나는 저온 압착으로 햇 종자에서 추출한 식물성 오메가 지방산이다. 당신의 약장 안에 있는 오메가3 제품이 생선 오메가거나 저가의 오메가3이라면 그것을 처리하는 것으로 새로운 치료가 시작될 것이다. 나 역시도 식용유와 오메가3 제품을 바꾸는 것으로 건강을 회복했다. 내 몸의 세포 환경을 바꾸려면 기름부터 바꿔보자.

❶ 오메가3는 몸속의 미세 염증을 줄여준다.
❷ 염증성 체질은 오메가3과 오메가6의 비율이 1:20이다.

5장

~~~~~~~~~~~~~~~~~~~~~~~~~~~~~~

무엇을 어떻게
먹어야 할까?

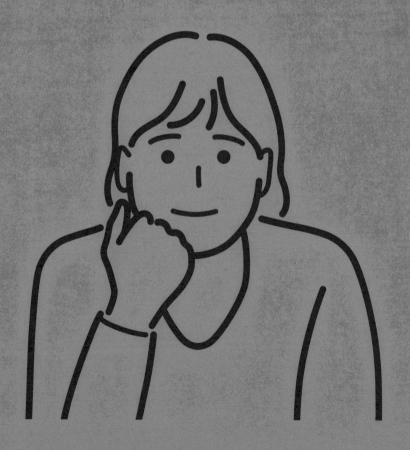

27

표준치료 후에
식단에서 제거해야 할 식품들

표준치료가 끝났다고 몸 안의 암세포가 완전히 사라지는 것은 아니다. 암세포는 정상인에게도 하루에 수천 개가 생겨나고 정상적인 면역계가 작동해서 사멸시킨다.

암환자가 표준치료 후에 몸을 관리할 때 식단은 가장 중요한 부분이다. 우리가 무엇을 먹는가에 따라 면역계의 활성도가 달라진다. 치료가 끝났다고 예전의 식단으로 돌아간다면, 다시 암이 자라나는 환경을 제공하는 것이다. 먹지 말아야 할 식품들을 식단에서 제거하는 것만으로도 암의 재발, 전이의 확률을 절반 이상으로 낮출 수 있다.

우유와 유제품

유방암 환우들이 우유, 유제품을 매일 섭취했던 이유 중 하나는 양질의 단백질과 칼슘을 공급받기 위해서이다. 보통의 단백질은 열에 응고되고, 우유의 카제인 단백질은 산에 의해서 응고된다. 카제인이 위에서 위산으로 응고되면 소화가 되지 않는다.

영양학자인 토머스 캠벨은 암에 대한 가장 강력한 촉진제가 우유 단백질이라고 밝혔다. 소화되지 않은 카제인은 알레르기를 일으킨다. 이로 인해 몸에 만성 염증 상태가 되고, 당뇨병, 암, 골다공증, 관절 통증을 일으킨다.

우유에는 성장호르몬인 인슐린 유사 성장인자(IGF-1, Insulin Growth Factor)가 들어있는 것이 문제다. 이것은 세포를 증식하는 인자인데, 암세포의 성장을 촉진한다. 한국 여성의 유방암 발생률이 증가하는 이유는 우유와 유제품이 포함된 식단 때문이다. 옥스퍼드대학의 연구에 의하면, 채식주의자는 육식과 우유를 먹는 사람보다 혈액 내 IGF-1이 9%가 낮다고 한다. 젖소가 유전자 조작된 성장호르몬 rBGH를 투여받으면 IGF-1을 함유한 우유를 생산한다. IGF-1은 아기나 성장기에 필요하지만 성인에게는 유방암, 대장암, 전립선암의 생성요인이 된다.

실제로 유방암 종양 생검을 해보면 유방암 세포에는 IGF-1 수용체가 있어서 정상세포보다 IGF-1과 결합이 증가한다. IGF-1은 적은 양으로도 '암유전자'에 영향을 주고, 정상인보다 유방암 환자에게서 수치가 높게 나타난다. 지속적으로 유제품을 섭취하면 유방암 발생 위험이 올라간다.

우유의 칼슘 성분은 뼈에서 칼슘을 빼앗는다. 우유가 체액을 산성화하기 때문에 몸은 항상성 유지를 위해서 뼈에서 칼슘이 빠져나온다. 항암 치료를 끝내고, 항호르몬제를 복용하는 유방암 환자는 골다공증의 위험을 안고 있다. 우유는 환자의 식단에서 배제해야 한다.

❶ 우유 속의 IGF-1은 암세포의 성장을 촉진한다.
❷ 반드시 제거해야 할 1순위는 우유, 유제품이다.

설탕, 과당

암세포의 에너지 대사는 발효 대사이고, 설탕을 먹이로 증식한다. 혈중 당 수치가 올라가는 식단은 암세포를 자라게 한다. 설탕을 섭취하면 몸이 급속히 산성화되고, 우유와 같이 체액을 중화하는데 칼슘, 마그네슘 같은 미네랄이 뼈에서 손실된다. 《다이어트 불변의 법칙》의 저자 하비 다이아몬드Harvey Diamond는 가공되고 정제된 설탕을 '생명을 앗아가는 치명적인 맹독'이라고 표현했다. 혈당이 상승하면 활성산소가 생성되고 염증반응이 나타난다. 설탕은 만성 질환을 일으키는 독으로 작용한다.

2티스푼의 설탕을 섭취하면 6~8시간 동안 세포는 심각한 기능장애가 나타난다. 무심코 마시는 탄산음료 1캔에는 10~13스푼의 설탕이 과당의 형태로 들어있다. 옥수수 녹말로 만들어진 콘 시럽은 음료수에 액상과당의 형태로 첨가된다. 액상과당은 포도당보다 200% 달고, 설탕보다는 140% 더 달다. 현대인은 이런 액상과당과 같은 인공적인 단맛에 길들여져 있다. 음료수, 커피, 가공식품에 들어있는 과당은 식단에서 배제해야 한다. 혈당을 급격히 올려서 인슐린이 과다 분비된다. 인슐린 과다 분비는 염증과 암의 성장과 전이에 촉진 역할을 한다.

건강한 사람의 인슐린 혈중 농도는 낮다. 암세포는 인슐린 수용체가 정상세포보다 6~10배가 많다. 인슐린이 증가하면 IGF-1이 작동하여 세포 성장을 자극하고 암세포가 급속도로 자라난다. 또한 과도한 인슐린은 호르몬 균형을 깨뜨리고 특히 에스트로겐을 더 생성시킨다. 에스트로겐의 과다는 염증으로 인해 몸속의 철분 수치를 높이고 암을 만든다. 설탕이 체내에서 아미노산과 결합하면 최종 당화 산물(AGEs)을 생성한다. 이것은 요리할 때 갈변하는 현상으로 나타난다. 최종 당화 산물을 '당독소'라고 부른다.

당독소는 우리 몸의 각 조직에 붙어서 혈관, 신장, 눈 등 신체의 취약한 부위를 공격한다. 설탕, 과당 등을 과다 섭취하면 혈관 질환, 신장 질환, 녹내장 등이 생길 수 있다. 당독소가 가장 높은 환자는 투석 환자인데, 신장의 '사구체'에 당독소가 달라붙는다. 최근에는 암뿐만 아니라

30대 녹내장 환자도 증가하고 있다. 이것은 유전적 요소라기보다 식습관 때문이다. 매일 시럽이 들어간 커피, 버블티를 마신다면 젊은 나이에도 당독소로 인한 녹내장에 걸릴 수 있다. 암환자라면 단 1티스푼의 설탕도 음식에 쓰지 않는 것을 권한다. 음식에는 꿀 정도로 대체하되, 꿀도 과다하게 사용하면 안 된다.

❶ 암세포의 에너지 대사는 당분을 먹이로 증식한다.
❷ 2티스푼의 설탕 섭취는 6~8시간 동안 세포 기능장애를 일으킨다.

동물성 식품을 멀리한다

유방암 환자의 동물성 단백질 섭취는 토론이 많이 된다. 항암 치료 시 호중구 수치를 유지하기 위해서 병원에서는 단백질 섭취를 많이 강조한다. 대부분 단백질은 곧 육류로 받아들인다. 단백질을 다른 식품으로 대체할 많은 조합이 있다. 소고기, 돼지고기, 닭고기 등의 육류보다 식물성 단백질에서 더 건강한 영양을 섭취할 수 있다. 붉은 고기는 철분을 다량 함유하는데, 과도한 철분은 잔존 암세포의 성장 및 전이를 촉진한다. 암은 철분이 있는 곳에서 성장하며 철분은 활성산소를 발생하여 DNA를 손상한다. 혈중 페리틴 수치로 철분 수치를 측정하고 이 수치가 너무 높으면 문제가 될 수 있다.

대략 우리 몸에서 필요로 하는 단백질 섭취는 1kg당 1g으로 보면 된다. 체중 60kg인 사람은 1일 60g의 단백질을 섭취하면 무리가 없다. 건강한 사람이라도 지나치게 단백질을 섭취하면 반드시 대가를 치르게 된다. 소화하는데 신장 기능의 1/4이 손실되고 간도 해독하느라 피곤해진다. 우리가 필요량의 2배나 되는 단백질을 섭취하면 칼슘 50%가 소변으로 배출된다. 동물성 식품은 단백질과 지방, 콜레스테롤을 과도하게 만든다. 이 3가지는 우리 몸이 균형 잡혀 있을 때는 조절이 가능하지만 과잉되면 몸에서 독소로 작용한다.

동물성 식품의 지방과 콜레스테롤은 간이나 심장에 저장되어 인슐린 저항성을 일으킨다. 이런 동물성 식품의 독소를 해독하는 방법은 통곡물로 지은 밥, 콩과식물, 채소와 과일로 식단을 채우는 것이다. 서구식 식단은 1일 100~160g, 아시아 농촌 식단은 1일 40~60g, 고단백 식단은 1일 200~400g을 단백질로 섭취한다. 달걀 하나가 6~7g의 단백질을 제공한다. 암환자는 1일 60g 단백질 중 6g을 달걀로 채우고, 나머지 54g은 식물성 단백질로 채우는 것이 좋다.

캔 캐롤 교수는 지방 섭취량과 유방암의 연관성을 연구했다. 1일 동물성 지방 섭취량이 20g 미만인 태국, 엘살바도르, 스리랑카, 일본, 대만, 멕시코의 10만 명당 사망률은 5%였다. 1일 동물성 지방 섭취량이 100g 이상인 영국, 호주, 덴마크, 네덜란드, 아일랜드의 사망률은 25%에 달했다. 유방암이 동물성 지방 섭취와 밀접한 연관이 있는 것이다.

유방암의 재발과 전이를 막으려면 동물성 식품의 섭취를 1일 달걀 1개로 제한하고 나머지는 식물성 단백질로 채우는 방법을 제안한다.

❶ 암환자의 단백질 섭취는 소고기, 돼지고기 등의 육류가 되어서는 안 된다.
❷ 동물성 지방 섭취량과 유방암의 발생은 밀접한 연관이 있다.

28

탄수화물은 적인가, 아군인가?

표준치료가 끝난 암환자의 식단이 발병 이전 상태로 돌아간다면 내 몸에 암을 만들었던 환경이 그대로 조성되는 것이다. 암의 재발을 막으려면 제일 먼저 식단의 문제점을 발견해야 한다.

우리 몸의 필수 영양소는 크게 탄수화물, 단백질, 지방이다. 이 3가지를 섭취하는 방법에 변화를 주어야 하는 시점이다. 그중 탄수화물에 대한 논란이 많다.

인슐린 저항성을 낮추는 식사

최근에 유행하는 식이요법이 있다. 저탄고지 즉 저탄수화물과 고지방식을 해서 몸에 케톤체를 만들어 체중을 감량하는 방법이다. 또한 암환자에게도 케톤 식이요법을 사용해서 재발을 억제하기도 한다.

암세포는 2장에서 언급한 대로, 세포 내 환경이 저산소일 때 혐기적 에너지 대사를 통해 에너지를 만든다. 정상세포가 1분자의 포도당으로 36ATP를 만들 때 암세포는 2ATP를 생산한다. 암세포는 ATP 생성량이 적으므로 이것에 대한 보완으로 세포막에 '포도당 수송체'가 정상세포보다 3~8배가 많다. PET 검사는 암세포가 탄수화물을 많이 흡수한 곳에서 빛이 나는 것으로써 전이 여부를 확인한다. 인슐린은 섭취한 탄수화물이 세포 안에서 에너지로 변환되는데 필요하다. 우리 몸이 '인슐린에 저항성을 가졌다.'라는 것은 세포 속으로 포도당이 들어가기가 힘들어 한다는 의미다.

섭취한 탄수화물이 체내에서 포도당으로 변해서 세포 속으로 잘 들어가야 에너지를 낼 수 있다. 이것이 원활하지 않으면 당뇨병이 온다. 암환자도 당뇨 환자처럼 인슐린 저항성을 낮춰주는 식단을 해야 한다. 인슐린 저항성이 높은 몸은 세포의 대사 기능이 떨어져서 에너지 생성이 낮아지고 쉽게 피곤하고 지친다. 이런 의미로 탄수화물을 낮추는 식단을 권한다. 탄수화물은 우리가 주식으로 하는 곡류, 설탕, 고구마, 감자, 과일 등에 포함되어 있다. 탄수화물은 우리 몸에서 당류로 변한다.

이 중 인슐린 저항성을 높이는 것은 백미, 흰 밀가루로 만든 음식들과 설탕이 들어간 음식, 과당이 들어간 음료수, 통조림 등이다. 주식은 통곡물 위주로 잡곡밥을 섭취하고, 반찬류에도 당분이 많이 들어가므로 주의한다. 당도는 100g의 용액에 몇 g이 포함하는가로 브릭스^{Brix} 단위로 표시한다. 과일은 10~15, 베트남 쌀국수 5.4, 짬뽕 14.2, 통조림 19.3, 컵라면 36.6Brix로 당도가 측정된다. 단맛이 전혀 느껴지지 않는 짬뽕, 컵라면에 과일보다 당분이 더 첨가되어 있다. 인공감미료인 사카린은 설탕보다 250~500배, 아스파탐은 120~200배, 스쿠랄로스는 500~750배 더 달다. 이런 첨가물이 든 인스턴트 음식은 인슐린 저항성을 올려 몸에 독소로 작용한다.

❶ 인슐린 저항성이란 세포 속으로 포도당이 흡수되기 힘들다는 뜻이다.
❷ 백미, 흰 밀가루, 설탕, 과당은 인슐린 저항성을 높인다.

당독소를 낮춰서 장수 유전자를 키운다

에너지를 만드는 TCA 회로가 제대로 작동하지 않으면 포도당이 아미노산과 붙어서 당독소(메틸글리옥살)로 변한다. 포도당이 에너지로 쓰이지 못하고 당독소로 변하는 이유는 혈당이 높기 때문이다. 혈액의 헤모글로빈에 당이 붙어 당화혈색소가 많아지면 세포 내에 산소가 부족하게 된다. 당화혈색소가 높은 당뇨 환자는 산소 부족으로 에너지 대사가 안 되고 피곤하고 활력이 떨어진다. 당뇨 환자는 저산소증으로 인해 암 발병률도 높아진다. 당독소로 인한 대사 질환이 증가하고 있다. 당독소는 고혈당, 고혈압, 고지혈, 비만, 녹내장, 만성 신장병, 암 등의 원인이 된다.

당독소를 낮추는 식이는 몸을 건강하게 장수하도록 변화시킨다. 블루존은 세계 5대 장수하는 지역이다. 일본의 오키나와, 코스타리카 니코야, 그리스 이카리아섬, 이탈리아 사르디냐, 미국 캘리포니아주 로마린다가 꼽혔다. 이 지역에 대해 댄 뷰트너가 내린 결론은, 식단의 95%가 자연식물식이고 절대 소식을 하는 습관이었다.

장수하는 사람들은 IGF-1(인슐린 유사 성장인자)의 수치가 낮았다. 롱고 박사는 IGF-1을 낮추는 목적으로 단식하는 효과를 내서 당독소를 줄이게 했다. 5일 동안 1일 섭취 칼로리를 800kcal로 제한하고, 단백질 비율은 10%로 제한했다. 장수하기 위해서는 5일 요법을 1년에 몇 차례 하면서 인슐린 민감성을 키워주고 당독소를 해독하는 것이 좋다.

당독소를 해독하기 위해서는 탄수화물 섭취량을 80~100g으로 제한하고, 단백질 섭취량은 하루 60g으로 하고, 야채는 무한대로 섭취한다. 단백질은 콩 위주의 식물성 단백질로 섭취한다. 잡곡밥 반 공기가 약 80g이고, 작은 고구마 한 개가 80g 정도다. 기존에 즐기던 떡, 빵, 과자, 옥수수, 고구마, 과일, 음료 등은 끊고 탄수화물 섭취를 제한한다. 해독요법을 5일 하면 체중이 2.5kg 감량된다. 이 해독법은 몸의 근육량은 유지하면서 지방을 빼준다. 5일을 하면 우리 몸은 칼로리 제한으로 단식하고 있다고 인식하게 된다. 완전히 금식은 아니지만, 금식이 주는 해독의 장점을 누릴 수 있다.

막 지어낸 따뜻한 밥은 맛은 있지만, 혈당을 급속히 올린다. 따뜻한 밥을 냉장고에 하루 동안 보관한 후 섭취하면 밥에 '저항성 전분'이 만들어진다. 저항성 전분은 유산균의 먹이가 되므로 장 건강에 도움이 되고, 체내의 지방도 흡착해서 대변으로 내보낸다. 이런 탄수화물은 체내에서 당독소를 만들지 않고 혈당 피크도 일으키지 않는다.

당독소는 기름에 볶거나 튀기는 조리법과 직화구이를 할 때 급속히 올라간다. 똑같은 음식을 조리법만 바꾸어도 우리 몸에 미치는 영향은 상당히 달라진다. 삶거나 가볍게 찌거나 자연 그대로를 섭취하는 것이 몸을 살리는 조리법이다.

❶ 당독소가 높아지면 각종 질병의 원인이 된다.
❷ 당독소를 낮추려면 탄수화물과 단백질 섭취를 제한하고, 야채를 섭취한다.

탄수화물 섭취가 주는 유익

탄수화물은 우리 몸에서 인슐린 저항성을 높이는 적으로만 여겨야 하는가? 그렇지 않다. 설탕, 과당, 흰 쌀밥, 흰 밀가루 등은 가공하여 섭유질을 제거한 탄수화물이다. 이러한 탄수화물이 혈당을 올리고 인슐린 저항성을 높여서 우리 몸의 '적'으로 작용하는 것뿐이다. 복합 탄수화물은 여러 개의 당 분자가 연결되면 섬유질로 변한다. 이렇게 섬유질로 변한 복합 탄수화물은 위와 소장을 거쳐서 대장에 이르기까지 흡수되지 않고 남아 있다. 사람에게는 복합 탄수화물을 분해하는 17가지 효소가 있고, 이 섬유질을 처리할 수 있는 효소는 없다. 이 섬유질을 처리할 수 있는 것은 장내 미생물이다. 장내 미생물은 6만 가지 이상의 효소를 가지고 있다.

현대인은 프리바이오틱스(유산균의 먹이), 프로바이오틱스(유산균), 포스트자임(프리와 프로바이오틱스가 생산해낸 물질)에 대한 중요성을 인식하고 있다. 단순히 보충제로써 유산균 몇 종을 보충하는 것으로 장내 환경을 바꿀 수 있을까?

우리 몸에 다양한 종류의 섬유질 즉 식이섬유가 있어야 한다. 장내 미생물이 식이섬유를 분해하면 새로운 영양물질이 생성된다. 짧은 사슬지방산Shot Chain Fatty Acid, SCFA이라고 불리는 지방산은 뇌 기능, 당뇨병, 비만, 면역계에 긍정적인 영향을 행사한다. SCFA는 아세트산, 프로피온산, 부티르산 3가지 유형이 있다.

장내 SCFA가 증가하면 대장을 치료하고 염증을 일으키는 유해균의 증식을 억제한다. 2주 정도 섬유질이 적은 식단을 해도 장내 환경이 달라지고 면역력이 떨어진다. 우리가 선택한 음식은 장내 미생물을 훈련하여 유해한 세균을 억제하기도 하고, 유익균을 증가시킨다. 대장 세포의 70% 에너지는 SCFA로부터 얻어진다. 우리 몸의 면역력의 70%를 담당하고 제2의 뇌라고 불리는 장의 건강에 필수적인 것이 SCFA이며, 이것은 복합 탄수화물로부터 만들어진다. 또한 SCFA는 강력한 염증 신호인 NF-kB를 억제하고, 암세포로 변이되는 세포도 제거한다. 섬유질을 늘림으로써 대장암과 유방암을 예방한다는 연구 결과도 있다.

암환자의 탄수화물 섭취와 양에 대한 논란은 많다. 저탄고지를 주장하는 사람은 탄수화물을 1일 60g 내지 그 이하로 줄이고 지방의 섭취를 늘리라고 한다. 하지만 극단적인 탄수화물 제한식은 우리 몸에 장내환경을 무너지게 할 수 있다. 또한 고지방식은 역시 염증과 대사질환의 문제를 일으키므로 암환자에게 적합한 식이는 아니다. 당독소 해독요법은 단기로 1년에 2~3회 정도는 적당하다. 5일 동안 탄수화물 80g(잡곡밥 1공기)과 단백질 60g으로 1일 칼로리를 800kcal로 제한하는 것이다. 평상시 암환자의 식단은 일반인처럼 흰 쌀밥에 빵을 섭취해서는 안된다. 현미, 잡곡류를 사용해서 1일 잡곡밥 2공기 분량이 장내 환경은 살리고 인슐린 저항성을 낮추는 적정량으로 본다.

❶ 복합 탄수화물은 우리 몸속에서 섬유질을 제공하고 유익균의 먹이로 쓰인다.
❷ 암환자는 탄수화물을 흰 쌀밥이 아닌 현미, 잡곡류로 섭취하는 게 좋다.

29

내 몸에 맞는 채소, 과일로
식단을 구성한다

사람의 얼굴이 다른 것처럼 체질도 다양하다. 한방에서는 음(陰), 양(陽), 허(虛), 실(實), 한(寒), 열(熱), 표(表), 리(裏)의 지표로 체질을 나누기도 한다. 체질이 다 다르므로 각자에게 맞는 음식이나 식단도 다를 수밖에 없다. 이번 장에서는 자신에게 맞는 음식을 어떻게 찾아가느냐를 다루려고 한다.

자연식물식

최근의 연구에 의하면, 우리 몸의 장내 미생물군(마이크로바이옴)의 조성은 사람의 지문처럼 다르다고 한다. 장내 미생물의 먹이가 되는 식이섬유는 '제6의 영양소'라 부를 정도로 그 중요성이 대두되고 있다. 자연식물식은 어떤 식이요법보다 장내 미생물의 조성을 다양화하고 그 숫자를 늘리는 식단으로 주목받고 있다.

콜린 캠벨 박사가 처음 제안한 식이요법인 WFPB^{Whole Food Plant-Based Diet}는 자연식물식으로 번역되었다. 자연식물식은 최대한 가공하지 않은 통곡물, 채소와 과일을 그대로 섭취하는 식단이다. 가공식품, 동물성 식품, 생선, 달걀, 설탕, 밀가루와 식용유를 제한한다.
나는 자연식물식의 기본에 달걀과 생선은 제한하지 않는 식단을 유지하고 있다. 자연식물식은 야채, 과일을 포함하여 탄수화물의 양을 80%까지 허용하고 있다. 지방과 단백질은 10%씩 차지하게 구성한다.

어떤 연구에서는 탄수화물이 체내 염증을 올린다고 하지만, 자연식물식을 주장하는 캠벨 박사는 탄수화물은 염증을 올리지 않고 장내 유익균을 증가시키는 좋은 영양소라고 한다. 밀가루, 옥수수, 콩과 같은 곡류에 들어있는 글루텐이 몸에 염증을 일으키고 면역세포를 손상하여 자가 면역질환을 일으킨다. 결국 글루텐에 민감성이 있는 사람은 이런 탄수화물을 섭취하면 피로감, 발열감, 피부발진, 설사, 가스 참, 복통, 머릿속이 뿌옇게 되는 증상 등이 생긴다. 암환자는 자가 면역질환과도 연관이 있는데 본인이 미처 발견하지 못한 경우가 많다.

나는 하시모토 자가 면역질환이 있었다. 물론 식단 조절과 보충제로 지금은 완전히 정상인의 생활을 하고 있다. 식단 중에서 몸에 안 좋은 식품을 정확히 제거하면, 몸도 정직하게 반응한다. 먼저, 우리 몸에 염증을 일으키는 음식을 확실히 제거하자. 육류, 유제품, 설탕은 체질이 다른 사람들에게서도 똑같이 염증을 일으키는 식품으로 본다. 다음 순서는 밀가루 함유 식품을 배제하는 것이다. 밀가루의 글루텐은 '음식 민감성'이 높은 식품이다. 3주 정도 배제한 후 다시 섭취했을 때 몸에 발진, 눈에 열감, 가슴 답답함, 소화 장애 등이 나타나지 않으면 그 음식은 나에게 안전한 식품이다.

❶ 자연식물식은 장내 미생물을 다양화한다.
❷ 우리 몸에 염증을 일으키는 음식을 배제한다.

내 몸에 맞는 채소와 과일은 어떻게 찾는가?

자연식물식은 채소와 과일의 양과 종류를 거의 무한대로 허용한다. 나는 자연식물식처럼 과일을 많이 섭취하는 것은 찬성하지 않는다. 1일 3~5가지의 과일은 허용하되 양은 혈당을 급격히 올리지 않아야 하며, 너무 단 과일은 소량만 섭취한다.

양(陽)의 음식: 화기(火氣), 교감신경을 높이는 음식

구분	음식
곡류	밀가루, 콩, 고구마, 율무, 찹쌀, 조, 깨, 수수, 두부
과일류	사과, 귤, 대추, 배, 밤, 잣, 수박, 호두, 땅콩, 은행, 코코넛
어류, 해산물	비늘 없는 생선, 고등어, 병어, 갈치, 참치, 장어, 쏘가리, 메기, 가자미, 대구, 아구, 복어, 미꾸라지, 뱀장어, 명태, 가오리, 삼치, 멸치, 방어, 미역, 다시마, 파래
육류	소고기, 우유, 닭, 개고기, 치즈, 버터
채소류	쑥, 쑥갓, 무, 칡, 고구마, 당근, 매운 음식(파, 마늘, 생강, 후추, 겨자), 도라지, 버섯, 고사리, 호박, 가지, 콩나물, 오미자, 당귀, 깻잎
기타	커피, 홍차, 녹차, 술, 콜라, 꿀, 인삼, 홍삼

음(陰)의 음식: 수기(水氣), 부교감신경을 높이는 음식

구분	음식
곡류	메밀, 현미, 흑미, 멥쌀, 팥, 녹두, 현미 식초
과일류	키위, 포도, 앵두, 자두, 복숭아, 파인애플, 머루, 딸기, 체리, 망고, 블루베리, 베리류, 감
어류, 해산물	조개, 대합, 소라, 홍합, 새우, 게, 전복, 한치, 연어, 잉어, 조기, 도미, 민어, 숭어, 농어, 옥돔, 문어, 낙지, 오징어, 꼴뚜기, 해삼, 멍게, 굴, 해파리, 가물치
육류	돼지고기, 오리고기
채소류	배추, 양배추, 두릅, 냉이, 취나물, 돌나물, 비름나물, 달래, 브로콜리, 아스파라거스, 오이, 상추, 시금치, 미나리, 부추, 토마토, 잎채소
기타	솔잎, 포도주, 포도즙, 맥주, 메밀차, 현미차, 둥굴레차

한방은 수백 년 동안 누적된 경험이 있다. 체질별로 크게 두 가지, 즉 양의 음식과 음의 음식으로 구분한다. 양의 음식은 성질이 '열성'을 주고, 교감신경계를 항진시키는 경향이 있다. 음의 음식은 성질이 '수분과 시원함'을 주고 부교감신경계를 항진시키는 역할을 한다.

나는 암 발병 이전에 주로 양의 음식을 많이 섭취했다. 특히 채소류는 뿌리채소 위주로만 먹었다. 푸른잎채소가 식단에서 거의 배제되어 있었다.

암이 오는 체질은 2장에서 설명했듯이 스트레스를 잘 받고 교감신경이 흥분되는 체질이다. 음식까지 양의 성질을 띠는 것만 섭취한다면 더욱 교감신경이 흥분되어 잠을 자지 못하고, 가슴은 답답하고 호흡이 가빠진다. 이런 체질은 부교감신경 흥분을 유도하는 음식으로 채워주어야 한다. 콩, 귀리가 좋지만 더운 성질을 가졌기에 메밀, 현미, 녹두로 대체한다.

과일도 사과, 배, 참외, 귤보다는 베리류와 토마토, 포도 종류로 바꾸어본다. 채소는 푸른잎채소를 식단에 많이 넣는다. 나는 식단에 특히 푸른잎채소를 꼭 넣으려고 신경을 쓴다. 브로콜리, 양배추, 오이, 상추, 케일 등이 교감신경 항진 체질을 안정화한다. 모든 식단을 음의 식단으로만 채우면 위와 장이 냉해질 수 있다. 양의 음식과 음의 음식 비율을 4:6 정도로 음양의 균형을 맞추면 좋다. 장에 가스가 차지 않고 두드러기, 발진, 소화불량, 피로감이 나타나지 않으면 내 몸에 잘 맞는 음식이라고 보면 된다. 음식표를 붙여놓고 종류를 다양하게 해보자.

❶ 유방암 환자는 양의 음식을 줄이고 음의 음식 비율을 늘린다.
❷ 교감신경을 항진시키는 음식을 배제한다.

진짜 음식을 섭취하라

자연식물식 식단을 하면 한 달 만에도 피부톤이 밝아지고 머리가 멍한 증상들이 사라질 것이다. 부었던 몸의 부종이 가라앉고 잠도 깊은 잠을 자게 된다. 식단에 변화를 주기 전과 후로 혈액검사를 하면, 혈당과 콜레스테롤, 각종 염증 수치의 변화를 알 수 있다. 인스턴트와 설탕에 익숙했던 미각이 살아나서 야채 본연의 맛과 과일의 단맛을 좋아하게 된다. 라면을 먹게 되거나 외식을 하면 조미료 맛이 확 느껴져서 인상을 쓸 수도 있다. 미각이 예민해져서 음식 속의 첨가물과 인공조미료를 자연스럽게 거부하게 된다.

나는 이전에 매일 먹던 베이커리의 빵을 먹을 수가 없다. 단팥빵을 먹으려고 하면 인공적인 단맛이 너무 과해서 멀리하게 된다.

진짜 음식은 효소가 활성화된 살아 있는 음식이다. 효소는 각종 첨가물을 통해 가공되면 기능이 사라지고 열에 약해서 42도에서 생명력이 없어진다. 수년 동안 생명력이 없는 음식만 섭취해서 몸에 이상이 생기는 것이다. 효소는 탄수화물, 지방, 단백질의 소화에 관여하는데 효소의 작용이 부족하면 이 영양소들이 분해되지 않고 독소로 쌓인다. 해독을 담당하는 간과 장기들이 지치고, 살이 찌고, 피로감이 몰려온다.

우리 몸의 해독제로 작동하는 것은 생과일과 생야채이다. 익히지 않은 야채와 과일 속에 풍부한 미네랄, 비타민, 수분과 각종 파이토케미컬 성분이 있다.

몸의 독소를 배출하는 시간은 새벽 4시에서 낮 12시까지다. 아침에 잠에서 깨어났을 때 각종 장기를 움직이게 하는 것은 과일이다. 과일은 소화하는데 많은 소화효소가 필요하지 않아서 독소 배출에 적합하다.

나는 아침에 2~3가지 과일과 10가지 생야채를 갈아서 천천히 씹어 먹는다. 여기에 40g 정도의 고구마 반 개 또는 단호박과 삶은 달걀로 탄수화물과 단백질을 채운다. 점심과 저녁은 잡곡밥과 나물류, 국 등으로 구성한다. 일단 아침 준비가 복잡하지 않고 간단하다. 효소가 살아 있는 자연식물식으로 하루 1~2끼를 섭취하면서 이전에 없던 활력을 찾게 된다.

우리 몸의 면역력을 책임지는 장내 미생물을 다양화하기 위해서는 야채의 종류를 늘리는 것이 최선이다. 야채마다 식이섬유가 다르고 그 것을 분해하고 먹이로 삼는 균종도 달라진다. 자연식물식으로 효소가 살아 있는 상태로 야채를 매일 10종 이상씩 섭취하면 몸이 달라진다. 또한 내 몸에 맞는 양과 음의 음식을 찾아서 몸의 대사를 활성화한다. 암 걸리기 전에 섭취하던 식품군에 변화를 주어 정반대의 식품군으로

도전해보자. 야채의 종류와 양을 늘리고 조리법을 최소화하는 식단으로 구성해보자.

❶ 진짜 음식은 효소가 활성화된 살아 있는 음식이다.

❷ 하루 1끼 이상 생야채식에 도전하자.

30

세포의 혈관신생과
전이를 억제하는 식품

후코이단은 식품의약품안전청이 2008년 식품
으로 고시한 새로운 물질이다. 미역과 다시마에
0.3~0.5% 정도 함유되어 있다. 우리 몸의 생리작
용을 활성화하는 데 탁월하고, 우리 몸의 균형이
깨져서 발생하는 문제들을 바로잡아 준다. 전 세계
의 항암 식품 중에서 가장 관심이 높은 것이 바로
후코이단이다.

미역귀 추출물 후코이단

한국은 수천 년 동안 미역과 다시마를 먹어 온 전통을 가지고 있다. 선조들의 지혜의 근원이 바로 후코이단이다. 미역, 다시마의 미끈거리는 점액질은 몸의 기관들을 보호하고 상처를 치료하는 생리활성기능을 한다.

후코이단은 스웨덴의 키린 박사가 1913년 처음으로 발견했다. 후코이단은 새로운 다당체이고 후코스, 갈락토스, 만노스, 자일로스와 황산기를 포함하고 있다. 1996년 일본 암학회에서 '후코이단의 아포토시스(세포 자살) 유도 작용'이라는 논문이 발표되었다. 후코이단이 암세포에 작용해 암세포가 스스로 사멸하게 한다는 것이다. 암세포 1만 개에 후코이단을 투여한 결과, 암세포가 24시간 후에 반으로, 72시간 후에 거의 0으로 줄어들었다. 이 과정에서 정상세포에는 손상을 주지 않고 오직 암에만 아포토시스를 유도한다는 것이다.

또한 후코이단은 NK세포를 강력히 활성화한다. 항암, 방사선 요법은 암세포만 죽이는 것이 아니라 정상세포에 치명적인 손상을 주고 결국 면역력이 저하된다. 표준치료가 끝난 지 1년이 지났어도 환자의 NK세포 수치는 현저히 낮다. 이럴 때 후코이단을 쓰면 면역력이 상승하고 NK세포 수치도 빠르게 정상으로 회복된다. 암세포는 크기가 2mm가 넘으면 주변에 있는 모세혈관을 끌어당겨서 영양을 섭취하려고 한다.

이것을 암세포의 혈관신생이라고 하는데, 암세포에게 묶인 혈관은 점점 암세포 주위로 커지고 영양 보급을 받은 암세포도 자라난다. 혈관신생 작용이 억제되면 암세포는 2mm 이상으로 클 수 없다.

이러한 혈관신생을 억제하려는 치료법이 계속 연구되고 있다. 후코이단은 암세포의 혈관신생, 유전자 발현을 억제하는 작용이 있는 것으로 발표되었다. 후코이단은 우리 선조가 수천 년을 먹어 온 식품이기에 안전하다. 미역과 다시마로 섭취하는 것과 추출물로 섭취하는 것에 차이가 있을 수 있다. 연구 결과로는 180일간 약 2,500mg/kg을 투여했을 때도 독성이 발견되지 않았다. 후코이단은 해조류의 원료에 따라 함량과 구조가 달라진다. 우리나라 완도의 미역귀에서 추출한 후코이단이 품질이 좋다.

❶ 후코이단은 NK세포를 활성화한다.
❷ 후코이단은 혈관신생을 억제한다.

시아니딘을 많이 함유한 아로니아

아로니아는 모든 베리류 가운데 월등한 안토시아닌을 함유하고 있다. 유럽에서는 만병통치약으로 불린다. 1986년 체르노빌에서 발생한 원자력발전소 폭발 사고에서 유일하게 살아 있던 식물이 아로니아이다. 방사선에 피폭된 사람들을 치료한 식물로 유명해진 약용식물이며, 특히 심혈관 질환에 뛰어난 효과를 가진 것이 알려지면서 '하트베리'라고도 불린다. 아로니아에는 식물성 비타민이 다양하고 풍부하게 들어있다. 중금속, 농약, 화학비료가 없는 청정토양에서 자라고, 혹독한 추위와 치명적인 자외선도 견뎌낸다.

아로니아는 식물성 비타민 A, B, C, D, E, F, P와 식물성 미네랄 Ca, Mg, Cu, Zn, Co, Mn, Fe, S 등을 가지고 있다. 인체에서 필요로 하는 필수 비타민과 필수 미네랄을 함유한 비타민 열매다. 아로니아의 안토시아닌 성분은 강력한 항산화제이다. 블루베리의 5~25배, 아사이베리의 6~10배, 크랜베리의 10배, 포도의 80배의 안토시아닌을 함유하고 있다. 600여 종의 안토시아닌 중 가장 강력한 안토시아닌으로 알려진 시아니딘(C3G)을 가장 많이 함유하고 있다. 아로니아 열매에서 추출한 아로니아 추출물은 부작용이 없는 최고의 자연 치유물질이다.

아로니아 추출물은 4가지 치유 작용을 한다. 해독작용, 혈류 강화, 면역, 복구기능을 한다. 아로니아를 농축한 추출물인 안토시아닌의 함량은 아사이베리의 33배, 블루베리의 600배로 더 증가한다. 인체의 과다한 활성산소를 제거하는 항산화제로서 역할이 탁월하다. 인체의 항산화 능력은 40세 이후 급격히 감소하는데, 이 대체 역할을 아로니아 농축액으로 할 수 있다. 아로니아 농축액은 활성산소와 제노바이오틱스(환경호르몬, 중금속, 약물 등 세포를 손상하는 이물질)를 찾아내어 신속하게 분해하고 배출한다.

만성 심근경색 환자에게 30일간 아로니아 추출물을 투여한 결과 혈관 줄기세포의 수가 뚜렷하게 증가하는 것이 확인되었다. 혈관 줄기세포의 노화를 3배가량 억제했고, 혈관 줄기세포의 수를 3배 이상 증가시켰다. 아로니아를 400배로 농축시킨 아로니아 유효성분은 C3G(시아니딘)이라고 한다. 시아니딘 성분은 줄기세포를 활성화하며, 항암 작용, 항당뇨 작용, 항아토피 작용을 한다. 또한 헬리코박터 사멸 기능과 위 보호물질인 뮤신의 분비량을 증가시켜 위점막을 보호한다. 하루에 아로니아 100~120개를 저온 압착, 농축하여 만든 액을 물에 희석해서 마시면 된다.

❶ 아로니아는 천연 영양소가 들어있는 비타민 열매다.
❷ 아로니아는 블루베리보다 600배 항산화력이 있다.

십자화과 채소(설포라판), 강황(커큐민), 녹차(EGCG)

십자화과 채소(배추, 양배추, 청경채, 브로콜리, 콜리플라워 등)에는 디티올티온이 함유되었고, 발암 위험이 감소하는 것으로 나타났다. 영국 로버트 고든 대학의 연구에 따르면, 돼지의 대장 세포의 DNA 손상 정도를 기준으로 측정한 결과 오직 익히지 않은 브로콜리만이 대장암을 예방하는 효과가 있었다고 한다. 브로콜리의 설포라판 성분은 면역체계를 활성화하는데, 특히 브로콜리 싹에 브로콜리의 100배가 들어있다. 독감 백신에 대한 면역반응 실험에서 브로콜리 싹을 넣은 야채 스무디를 마신 사람들의 혈중 NK세포가 22배 더 많았다.

강황은 카레의 원료로서 성분은 커큐민이다. 커큐민은 암 유전자 발현 억제, 세포 사멸에 관여한다. 암세포가 가장 싫어하는 성분 중 하나이다. 하루에 1~2 작은 술의 양을 꾸준히 복용하면 염증을 효과적으로 막는다. 매우 적은 양이어도 효과가 뛰어나다. 아침 야채수프에 한 수저를 넣으면 된다. 또한 녹차에 함유된 EGCG 성분과 만나면 유방암 세포의 성장을 억제한다. 강황 가루를 각종 요리에 한 수저씩 첨가하면 맛과 건강의 효과를 누릴 수 있다.

녹차도 매일 마시면 유방암의 재발을 막는다. 녹차에는 혈관신생을 억제하는 능력이 약에 버금갈 정도이다. 녹차에는 카테킨, 갈산, 테아플라빈 같은 성분이 2,000종 이상 들어있다. 중국의 재스민이 일본 녹차보다 강하고, 홍차인 얼그레이는 재스민차보다 혈관신생을 억제하는 효과가 강하다. 실험 결과 한 종류의 차보다 녹차와 재스민 등 차를 섞어서 마실 때 혈관신생 억제 효과가 2배 이상으로 커진다고 한다.

나는 하루에 다양한 종류의 차를 마시고 있다. 이전에는 커피라떼 중독 상태였다. 지금은 얼그레이, 우롱차, 녹차, 카모마일차 등을 다양한 브랜드의 제품을 준비하여 그날의 기분에 따라 변화를 준다.

우리 몸의 세포 중 0.002%에 불과한 줄기세포는 우리 몸을 건강하게 회복시키는 세포다. 줄기세포가 수명이 다한 세포를 고치고 재생한다. 우리 몸에 병이 생기면 치료에 도움이 되는 조직들을 새로 만들어 낸다. 줄기세포가 우리가 먹는 음식에도 영향을 받는다고 한다. 항암과 방사선 요법은 암세포와 함께 골수에 있는 줄기세포도 함께 없애버린다. 치료 후에 우리의 식단을 줄기세포를 재생하고, 암세포의 혈관신생을 억제하는 식품으로 채운다면 우리 몸은 새롭게 재생될 것이다.

❶ 양배추, 브로콜리의 설포라판은 NK세포를 높인다.
❷ 강황, 녹차는 유방암 세포의 성장을 억제한다.

31

내가 직접 실천한 식단

식단 중 단백질은 동물성 단백질을 거의 제한하는 식을 한다. 매일 유기농 1번 삶은 달걀을 1~2개 섭취한다. 일주일에 1회 정도 생선을 오븐에 굽는 방법으로 섭취하거나 생선조림 정도로 만들어 먹는다. 1일 필요 단백질량을 약 50~60g으로 보았을 때 달걀 1개의 단백질량은 7g 정도이다. 12~15g을 달걀로 채우고 나머지는 두부, 청국장, 직접 만든 두유로 채울 수 있다.

단백질, 지방, 탄수화물 섭취 방식

1번 달걀의 노른자에는 4번 달걀보다 오메가3 지방산의 함량이 월등히 많다. 닭장에 가둬서 사료를 먹고 자란 닭의 달걀노른자에는 오메가6 지방산이 많다. 나는 고기를 먹지 않기 때문에 양질의 달걀 구매에 신경을 쓴다. 오메가3 지방산을 양질의 유기농 달걀로 보충할 수 있다.

달걀은 식물성 단백질로 채울 수 없는 필수 아미노산이 100% 다 들어있는 완전식품이다. 육류이지만 포기할 수 없는 단백질이다. 또 중요한 단백질 공급원인 콩류의 성질은 약간의 열성이 있다. 항호르몬제 복용으로 가슴이 답답하고 눈에 열감이 있거나 숙면이 어려운 사람은 콩 섭취에 주의하는 것이 좋다. 나는 즉석 두유 제조기를 사용해서 약 30g의 서리태로 20분 정도에 따뜻한 두유를 만든다. 체온이 낮아서 걱정인 환자는 두유를 마시면 금방 체온이 상승하는 효과를 볼 수 있다. 1주일에 1~2번의 인스턴트 두유가 아닌 집에서 만든 두유를 마시면서 식물성 단백질을 보충한다. 청국장과 된장국, 두부 등의 일반 식사로도 채워진다.

말기 암환자가 아니라면, 단백질의 보충에 너무 민감할 필요는 없다. 1일 7g의 단백질 섭취도 부족하지 않다고 본다. 지방은 포화지방산과 불포화지방산으로 나뉘는데, 포화지방산에 들어있는 아라키돈산은 종양의 성장, 전이에 관련되어 있다. 육류에 들어있는 지방이 포화지방산이다. 불포화지방산에는 오메가3 지방산과 오메가6 지방산이 있다. 가정에서 쓰는 포도씨유, 대두유, 옥수수유 등에 오메가6 지방산이 들어 있다. 나는 식용유를 사용하는 요리법을 일절 쓰지 않고 있다. 꼭 사용해야 한다면 아주 가끔 아보카도유를 쓴다. 저온 압착한 아보카도유가 고온에서 압착한 다른 기름보다 산화, 산패가 덜 된다.

지방의 섭취에도 집착할 필요는 없다. 오메가6 지방산은 우리 몸에 염증을 일으키므로 극도로 섭취량을 제한하는 것이 좋다. 오메가3 지방산은 좋은 식물성 오메가로 된 보충제를 복용하는 것이 좋다. 인공조미료, 설탕과 설탕 맛을 내는 감미료, 양조간장도 쓰지 않는다. 이렇게 육류, 기름, 설탕류를 제한하는 식단을 하면 우리 몸의 염증 수치가 낮아진다. 표준치료 시작부터 이렇게 식생활을 바꾸어야 한다. 자연스럽게 입맛도 변하고 자연 그대로의 맛에 익숙해진다.

탄수화물의 섭취는 현미를 기본으로 한 잡곡밥, 고구마, 단호박으로 하고 있다. 잡곡밥은 저녁 한 끼에 2/3공기를 섭취한다. 아침과 점심은 야채과일식에 고구마 반 개, 작은 단호박 1/4 쪽을 곁들인다. 이전과 비교하면 탄수화물의 양은 1/3 정도만 섭취하는 것이다. 밥을 적게 먹어서 허기지지 않을까 걱정될 것이다. 물론 일하면서 약간의 배고픔을 느낄 수 있다. 그럴 때 주로 여러 가지 차를 마시면서 허기를 달랜다. 저녁에는 식사와 약간의 간식도 곁들여서 포만감을 주고 있다. 기본적으로 체중의 유지와 감량을 해야 하는 상황이기에 그렇다. 표준 체중이라면

2끼 정도의 탄수화물 섭취가 좋다.

❶ 동물성 단백질을 제한하는 식단을 시행한다.
❷ 유기농 1번 달걀에 투자한다.

야채는 이렇게 섭취하라

야채는 무제한 섭취가 가능하지만, 찬 성질의 야채를 섭취했을 때 소화에 문제가 생길 수 있다. 양의 음식과 음의 음식의 표를 이용해서 자신의 몸에 맞는 야채를 찾는 것이 좋다. 사람마다 체질이 다르므로 자신에게 맞는 야채가 다를 것이다.

나는 야채의 종류와 색깔을 늘리는 방법을 쓴다. 야채의 색깔마다 함유한 파이토케미컬(항산화 역할)이 다 다르고, 효능도 다양하므로 최대한 1일 15~20가지로 늘린다. 항암 중에는 거의 20가지에 달하는 야채를 섭취했다. 매일 1~2끼를 아래의 리스트에 있는 야채를 돌아가면서 갈아서 섭취하고 있다.

나의 항암 치료 중의 야채 리스트
빨강: 토마토, 파프리카, 비트, 사과, 딸기
노랑: 울금 가루, 레몬즙, 파인애플, 바나나
주황: 오렌지, 귤, 감, 당근, 단호박

녹색: 셀러리, 브로콜리, 시금치, 신선초, 케일, 밀싹가루, 오이

파랑: 블루베리

자색: 고구마

갈색: 귀리, 청국장 분말, 미강, 아몬드. 아마씨, 키위

흰색: 배추, 무, 양배추, 버섯류

검정: 미역, 다시마, 톳 가루

녹즙 요법을 고안한 거슨 박사는 하루 2리터의 녹즙을 마시게 한다. 야채를 녹즙의 형태로 복용하면 체질이 알칼리성으로 교정된다. 녹즙에 들어있는 클로로필은 항균 작용도 있고, 조혈작용을 한다. 녹즙은 최고의 항산화 효소가 함유되어 있어서 항산화 역할을 한다. 녹즙 안에는 살아 있는 효소와 미량 미네랄이 풍부하다.

나는 거슨 요법의 장점은 가져오고 단점은 보완하는 나만의 방식을 만들었다. 녹즙 2리터를 만들기 위해서는 엄청난 양의 야채와 체력이 소모된다. 나는 야채의 식이섬유를 내 몸에 이용하기 위해서 즙만이 아닌 전체를 다 섭취하는 방법을 택했다.

샐러드로 섭취하는 방법은 갈아서 복용하는 것보다는 섭취량이 많이 적어진다. 샐러드로 20가지의 야채를 한꺼번에 섭취하는 것은 현실적으로 힘들다. 야채 섭취량이 적어지면 금방 변비가 생긴다. 항호르몬제를 복용하는 환자는 변비가 심해서 고생한다. 변비를 해결하기 위해서는 장내 세균총에 식이섬유를 먹이로 대량 공급해야 한다. 이렇게 섭취

해도 변비가 해결되지 않는 경우는 프리바이오틱스와 프로바이오틱스를 정상 섭취량보다 2~3배로 늘려본다. 야채식의 장점은 염증 없는 몸으로 빠르게 해독시켜 준다는 것이다. 항암요법의 독소도 배출을 빠르게 하여 손발 저림과 감각상실, 탈모 등의 증상도 개선된다.

❶ 야채는 색깔마다 각기 다른 파이토케미컬이 있다.
❷ 샐러드보다 야채를 갈아서 섭취하면 섭취량을 극대화할 수 있다.

암환자의 간식

유방암 환자들이 가장 좋아하는 기호식품 1위는 커피 라떼이다. 앞장에서 우유의 유해성에 대해서 자세히 소개했다. 라떼는 될 수 있으면 끊어야 할 기호식품이다. 일단 4주 정도 라떼를 끊어보고 다시 마셔보면 몸에 증상이 나타날 것이다. 계속 몸에 독을 넣었을 때는 무엇 때문인지 인지하지 못한다. 일단 맑고 청정한 물은 이물질이 들어가면 금방발견한다. 몸도 해독되면 독소에 대해 예민한 반응이 나온다. 나는 끊었던 우유나 흰 밀가루, 과자를 섭취하면 30분 후쯤에 얼굴에 붉은 반점이 올라오고 붓는다. 가려움증이 생겨서 여기저기 긁게 되고 몸에도 울긋불긋 염증반응이 나타난다.

나는 커피 대신에 여러 가지 홍차, 녹차, 보이차, 허브차를 준비해놓고 마신다. 차의 향기도 종류에 따라 다르고 몸에도 항산화제 역할을 하므로 적극적으로 추천한다. 빵을 좋아하기 때문에 유기농 통밀빵에 우유, 버터, 설탕이 없는 발효 빵을 선택한다. 하지만 가끔 먹는다. 빵과 함께 곁들인 잼에는 설탕이 너무 많다. 설탕 없는 잼을 만들면 된다.

 블루베리 치아씨드잼

재료: 블루베리 두 줌, 치아씨드 1줌, 꿀 약간
방법:
❶ 냉동 블루베리를 냄비에 물 없이 끓이고 뭉개지면 치아씨드를 넣고 더 졸여준다.
❷ 치아씨드가 블루베리를 뭉쳐주는 역할을 한다.
❸ 마지막에 꿀을 약간만 넣는다.
❹ 블루베리 대신에 냉동 딸기를 쓰면 딸기 치아씨드잼이 된다.

각종 견과류도 좋은 간식이다. 단, 아주 신선한 갓 볶은 견과류를 냉동실에 보관해 놓고 사용한다. 아이스크림도 첨가물이 너무 많고 우유와 같이 IGF-1이 많으므로 식단에서 배제해야 한다. 우유 없이 아이스크림을 만들어 먹으면 된다.

 초콜릿 바나나 아이스크림

재료: 냉동 바나나 4개, 코코아파우더 1~2티스푼, 유기농 바닐라 농축액 1/2작은술
　　　(2회 제공량)
방법:
❶ 재료를 함께 믹서기에 넣고 분쇄하면 스무디 형태의 아이스크림이 된다.
❷ 여기에 코코아 대신 블루베리를 넣으면 블루베리 아이스크림이 된다.
❸ 함께 견과류 1봉지를 넣어서 갈면 맛있는 블루베리 바나나 아이스크림이 된다.

가을과 겨울에는 따뜻한 수프를 먹자. 혈액을 깨끗이 하고 간 해독에 도움이 되는 수프다. 양파, 마늘과 같은 황 함유 음식은 글루타치온 수치를 높여주고 항산화 역할을 한다. 십자화과 식물은 에스트로겐의 균형에 역할을 한다. 한 번 만들어서 얼려두고 필요할 때마다 섭취하면 된다.

 녹색 해독 수프

재료: 엑스트라 버진 올리브오일 1 테이블스푼, 깍둑썰기 한 양파 작은 것으로 1개, 갈은 생강 1티스푼, 갈은 마늘 2쪽, 잘게 썬 셀러리 1줄기, 잘게 썬 브로콜리 3컵, 소금 1티스푼, 후추 약간, 물 3컵

방법:

❶ 중간 크기의 냄비에 준비한 기름을 두르고, 중간 정도의 불로 데운다.

❷ 양파와 생강을 넣고 양파가 반투명해질 때까지 볶는다.

❸ 여기에 준비한 마늘, 셀러리, 브로콜리 그리고 소금을 넉넉하게 넣고 2분간 더 볶는다.

❹ 물과 남은 소금, 후추를 넣는다.

❺ 한소끔 끓인 후 뚜껑을 덮으며 불을 약하게 줄인 다음 20분간 더 끓인다.

❻ 다 끓은 수프를 부드러운 크림 상태가 될 때까지 믹서기에서 갈아준 후 소금으로 간을 한다.

 브로콜리

재료: 브로콜리 송이 2컵, 올리브유 1~2작은술, 후춧가루, 마늘 1쪽, 소금 1/4작은술

방법:

❶ 찜기에 브로콜리를 5분 정도 찐다.

❷ 브로콜리에 마늘, 소금, 올리브유, 후춧가루를 섞는다.

나는 기본양념인 소금, 후추, 올리브유, 아보카도유, 국간장, 액젓 등으로 맛을 낸다. 설탕, 양조간장, 식용유, 올리고당은 쓰지 않는다.

1일 1끼는 한식으로 다양한 반찬과 국을 섭취하고 2끼는 야채과일식을 한다. 조리법은 삶고 데치거나 오븐을 이용해 굽는 방식을 쓴다. 부엌에서 식사 준비가 아주 간단하고 편하다. 맛있는 아이스크림, 차, 빵, 잼도 먹는다. 과일의 단맛은 하루를 행복하게 해준다. 몇 개월만 할 수 있는 식단이 아닌 평생을 할 수 있는 식단으로 나를 바꾸면 된다.

❶ 커피 라떼 대신 홍차, 녹차, 허브차를 마신다.
❷ 양념은 소금, 후추, 올리브유, 아보카도유, 국간장, 액젓으로 맛을 낸다.

6장

마음은 편하게,
몸은 활력 넘치게

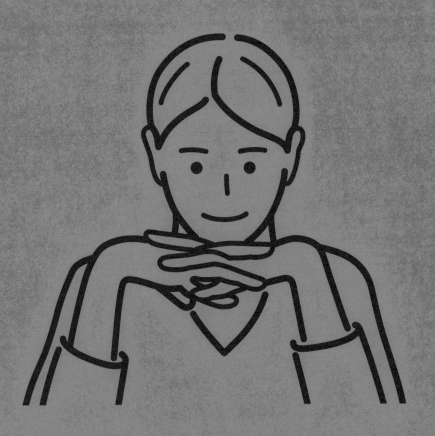

32

스트레스가 주는 파괴력

우리 몸을 조절하는 자율신경계는 교감신경계와 부교감신경계로 나뉜다. 스트레스는 노동, 고민, 약물 복용 등으로 인해 자율신경계의 균형을 깨뜨린다. 스트레스 상황이 되면 뇌는 몸 구석구석의 교감신경계를 흥분시켜 '비상사태'로 인지하게 한다. 일단 교감신경계가 흥분하면 근육이 긴장하고 심장 박동이 빨라지고 혈압이 올라간다. 에너지를 비상 상황에 대처할 수 있는 근육에 써서 소화기관과 말초에는 혈액 공급이 되지 않게 된다. 소화가 되지 않고 손발은 혈액순환이 되지 않아 차가워진다. 교감신경은 경쟁에 관련된 상황이나 돌발상황에서 흥분되고 작동된다.

스트레스가 몸에 미치는 영향

우리 몸과 마음은 생활방식과 사고방식에 따라 교감신경이나 부교감신경으로 치우치게 된다. 교감신경으로 치우친 것은 스트레스와 과로로 인해 몸이 망가진 상태다. 이 상태가 지속되면 고혈당과 저체온의 증상이 나타나고 이것은 만성 질환을 일으키는 원인이 된다. 고혈당은 인슐린 저항성을 높이고 몸 안의 염증을 높인다. 혈액순환 저하로 인한 저체온은 면역력을 급격히 떨어뜨린다.

반면에 스트레스가 줄어들면 우리 몸은 발열을 통해 치유 반응을 한다. 일본의 고토 곤잔은 "명현반응이 일어나지 않으면 그 병이 낫지 않는다."라고 했다. 명현반응은 몸이 신경계 균형을 잡아가면서 일시적으로 부종, 발열, 통증을 일으키는 부교감신경의 반사작용이다.

스트레스를 줄이려면 돌발적이지 않고 예측 가능한 환경을 만들어야 한다. 생존에 가장 기본적인 두 축에 해당하는 일정한 수면 시간과 식사 시간을 확보하는 것이 좋다. 이 두 가지 환경이 불규칙하면 신경계는 스트레스로 인식한다.

암환자는 불면이 오래 지속되는 경우가 많다. 나 역시도 발병 전에는 쉽게 잠들지 못하고 자주 깨고 수면의 질이 낮았다. 몸이 좋아진 척도의 하나로, 쉽게 잠들 수 있고 깨지 않고 6~7시간을 잘 수 있는 능력을 본다. 수면의 질을 높이기 위해서 '백색소음white noise'을 자기 전에 듣고 있다. 백색소음은 숲속의 바람 소리, 낙엽이 바스락거리는 소리, 새소리,

빗소리, 파도 소리 등의 자연의 소리다.

실험에서 '백색소음'은 업무 효율성이 올라가고 깊은 잠을 자게 하는 것이 입증되었다. 백색소음은 인간 뇌파 중 알파파를 활성화하고 베타파는 줄여주는 역할을 한다. 뇌파는 뇌신경의 신호전달 시 생기는 전기의 흐름으로 알파파, 델타파, 세타파, 감마파, 베타파로 분류한다. 알파파는 정신적으로 안정적일 때 나오는 뇌파로, 엔돌핀이라는 치유 호르몬을 분비한다. 베타파는 긴장하거나 깨어있을 때 발생하는 뇌파다. 수면장애가 있는 환우들은 평상시에도 자연을 가까이하고 자기 전에는 조용하게 '자연의 소리'를 들어보자.

❶ 스트레스는 교감신경을 항진시켜서 염증을 일으킨다.
❷ 자연의 소리를 가까이 해보자.

스트레스와 호르몬

스트레스는 성장 촉진 호르몬을 분비하여 혈소판을 끈적거리게 하고 뇌졸중, 심장 발작, 암을 생성하게 한다. 노르에피네프린, 에피네프린, 코티솔 등이 대표적인 스트레스 호르몬이다.

스트레스를 받으면 교감신경 말단에서 노르에피네프린이 분비되고 다음으로 교감신경의 영향을 받아 부신수질에서 에피네프린이 분비된다. 노르에피네프린은 암세포 주위 조직을 분해해서 암의 전이를 도와주는 콜라겐 분해효소를 생성한다. 암세포 주위의 콜라겐 조직이 튼튼하면 암이 다른 세포나 혈류로 들어가기가 힘들다. 노르에피네프린은 혈관신생(암에게 먹이를 주는 새로운 혈관)을 촉진하는 혈관 표피 성장 인자를 분비한다. 또한 전립선과 유방암 세포의 세포 자멸 기능을 멈춰버리게 한다. 암이 계속해서 성장하게 되는 것이다.

코티솔과 노르에피네프린, 에피네프린은 NK세포의 활동을 막는다. 2005년 〈임상 종양학 저널〉의 연구에서 긍정적인 유방암 환자의 NK세포 활성도가 우울증을 가진 유방암 환자보다 높은 것을 발견했다. 에피네프린(일명 아드레날린) 호르몬도 림프구의 숫자와 활성도를 줄여서 면역력을 떨어뜨린다. 세포막은 뇌에서 분비되는 신경전달물질의 수용체가 분포되어 있다. 뇌와 면역세포는 세포막을 통해 소통된다.

우리가 행복한 감정을 가지면 뇌는 면역체계를 강화하는 신경전달물질을 생성한다. 반면에 우리가 우울한 감정을 가지면 뇌는 암을 방어하는 면역체계를 차단하는 신경전달물질을 내보낸다. 2010년 〈암 연구〉에 따르면, 스트레스를 받은 쥐는 스트레스를 받지 않은 쥐보다 암의 확산 속도가 30배가 높은 것으로 나타났다. 스트레스 호르몬은 결국 우리의 면역기능을 차단하는 것이다.

인간은 누구나 바이러스, 박테리아, 기생충을 가지고 있다. 이런 세균들은 '기회 감염성 유기체'라고 부르는데 환경이 형성되면 언제든지 질병으로 발전한다. 몸 안에 세균, 박테리아를 지니고 있는데 왜 대다수 사람은 건강한 상태로 있는가는 면역력에 따른 것이다.

부르스 립튼 박사는 다음과 같은 예를 들어 스트레스 호르몬을 설명한다.

당신이 박테리아 감염으로 설사를 하는데, 동시에 사자가 쫓아올 때의 우선순위는 무엇인가? 위기 상황이므로 몸 안의 모든 에너지는 박테리아를 신경 쓰기보다 사자로부터 도망하는 것에 다 소모한다. 스트레스 상황을 해결해야 박테리아를 처리할 수 있다.

스트레스가 지속되면 몸은 건강하지 않은 상태로 전환된다. 비상 상황에 대비하기 위해 몸 안에 지방을 축적하고, 혈액을 공급하기 위해 혈당도 상승한다. 스트레스는 체내 활성산소를 증가시킨다.

❶ 스트레스 호르몬은 혈관신생을 촉진한다.
❷ 지속적인 스트레스는 활성산소를 증가시킨다.

스트레스와 불안

스트레스를 받으면 교감신경계가 흥분하는 상태가 된다. 스트레스가 자주 반복되면 교감신경계의 긴장도가 달라진다. 자극으로 인해서 교감신경의 흥분이 올라갔다가 스트레스 환경이 안정되었어도 몸은 이전의 상태로 잘 돌아가지 않는다. 내가 인지하지 못하는 상태에서 계속 교감신경 흥분상태로 유지되는 것이다.

암환자는 여러 원인에 의해서 교감신경이 항진되어 있다. 자신의 평상시 호흡을 살펴보는 것이 좋다. 깊은 호흡이 어렵고 호흡이 가빠지는 느낌을 받는다면 본인이 인지하지 않아도 스트레스를 받은 상태이다.

불안, 분노, 공포, 외로움도 스트레스를 일으키는 감정들이다. 내가 어떤 감정 상태를 유지하느냐가 몸의 상태와 직접적으로 연관된다. 교감신경계는 감정의 종류보다는 감정의 자극 정도에 따라 민감하게 반응한다. 감정을 평온하게 유지하는 것이 좋지만, 실천하기가 쉽지는 않다. 스트레스의 감정들이 몸에 끼치는 악영향을 이해하는 것이 선행해야 한다. 불안의 감정에 지속적으로 노출되면 교감신경은 항진되어 신체에 스트레스 호르몬을 방출한다. 스트레스 호르몬은 면역체계를 누르고 혈당을 올리고 지방을 축적한다. 우리의 몸은 암세포와 싸울 면역체계가 작동하지 않게 된다.

암환자가 많이 가지는 감정은 암의 재발에 대한 불안, 죽음에 대한 공포일 것이다. 처음에 진단받았을 때 누구나 이런 감정을 직면하게 된다. 하지만 불안과 공포를 매일 마음에 품고 있다면 단지 이 생각 때문에 몸의 면역체계가 얼어붙게 된다. 뇌는 익숙한 감정들을 정상으로 인식하는 경향이 있다. 만약 교감신경 흥분을 지속하면 스트레스 상태가 내 몸의 정상상태라고 인식해버린다. 그래서 계속해서 스트레스 호르몬을 분비하게 한다. 뇌는 불안 상태를 정상으로 인지하고 교감신경의 흥분을 유지하기 위해 우리의 생각들을 왜곡해버린다.

스트레스를 없애는 것이 치유의 첫걸음이다. 그러나 쉽지 않은 일이다. 스트레스가 없는 상태란 마음이 환경에 상관없이 평온한 것이다. 내 힘으로 해결할 수 없다면 초월적인 존재에 의지해서 평안을 가져야 한다. 성경 요한복음 14장 27절에 "평안을 너희에게 끼치노니 곧 나의 평안을 너희에게 주노라. 내가 너희에게 주는 것은 세상이 주는 것과 같지 아니하니라. 너희는 마음에 근심하지도 말고 두려워하지도 말라."라는 평안에 대한 구절이 있다. 감정을 새롭게 하는 것은 신체의 면역력에 엄청난 힘을 공급한다.

❶ 호흡이 가빠지고 얕아지는 것은 스트레스를 받은 상태이다.
❷ 스트레스 호르몬은 혈당을 올리고 면역체계를 마비시킨다.

33

세로토닌을 분비하는
일상의 행복감

우리의 뇌에서는 기분을 조절하는 '신경전달물질'
이 분비되어 즐거움의 감정을 느낀다. 도파민은 자
극적인 쾌감, 흥분과 관련이 있고, 세로토닌은 소
소하고 은근한 즐거움에 따라 분비된다. 도파민은
고통도 잊고 일에 몰두하게 하며, 의욕이 넘치게
된다. 그야말로 화끈하고 경쟁에서도 이기게 하고,
짜릿한 희열을 주는 물질이다. 도파민은 더 큰 자
극을 원하게 해서 금단과 중독을 가져온다.

우리 사회의 고도성장은 유례가 없는데, 웬만한 장
애는 극복하고 더 큰 성공을 위해서 달려왔다. 그
야말로 도파민이 넘쳐나는 사회였다.

도파민인가, 세로토닌인가?

현재는 고도성장이 끝났기에 도파민이 줄어들고, 사람들은 도파민 금단 증상으로 더 큰 자극을 원하고 있다. 이런 도파민 같은 쾌감과 소소한 행복감은 다르다. 내가 평상시 행복한 순간들이 언제였던가를 생각해보자. 큰 성취를 이루었을 때인가? 아니면 작은 공원의 들꽃을 보고 느낀 순간인가? 일상의 소소한 행복감을 느낄 때 분비되는 물질이 세로토닌이다. 과도한 쾌감은 몸에 스트레스를 주어 교감신경을 흥분시킨다. 교감신경이 흥분되면 쾌감이 언제든지 우울, 불안, 분노 등으로 바뀐다.

성취 지향적인 경향이 있는 사람은 암에 쉽게 노출될 수 있다. 성취 지향적인 것은 나쁜 것이 아니다. 다만 삶을 여유롭게 즐기지 못하고, 열심히 자신과 가족과 단체의 발전을 위해서 달려온 것뿐이다. 이제는 우리 삶의 큰 스트레스를 작은 즐거움으로 해결해야 한다. 먼저, 잠자는 것과 식사 시간을 일정하게 하도록 훈련해야 한다. 생존과 관련된 두 가지가 안정될 때 뇌는 스트레스 호르몬을 분비하지 않는다. 뇌는 익숙한 것에 반응한다. 뇌는 우리의 안전을 최우선으로 여기기 때문에, 옳고 그름보다 예측 가능한 회로를 더 선호한다.

당신이 매일 아침 일어났을 때 숙면하지 못해 짜증이라는 감정을 느꼈다면, 다음으로 예측 가능한 감정은 '피곤하다'일 것이다. 뇌는 내가

258

짜증을 느끼는 순간 피곤을 느끼는 상태로 몸을 세팅할 것이다. 뇌는 짜증의 감정이 나쁘다고 여기지 않는다. 뇌는 매일 반복하는 것에 반응한다. 뇌를 속이려면, 당신이 매일 느끼는 감정을 감사와 소소한 행복으로 채워보자. 처음에는 뇌가 당황할 것이고, 다시 당신의 원래 익숙한 감정으로 유혹할 것이다. 하지만 시간이 지나면 점차 뇌는 당신의 새로운 회로가 안전하다고 느낀다. 이것은 하루아침에 되는 것이 아니다. 매일매일 감정을 선택하는 것에서 시작된다.

❶ 소소한 즐거움은 세로토닌을 분비한다.
❷ 자극적인 즐거움은 더 큰 자극을 원한다.

부정인가, 긍정인가?

뇌는 평상시에 익숙한 상태를 필사적으로 유지하려고 한다. 익숙한 상태를 표준적인 상태로 뇌가 세팅해버린다. 뇌 안에서 익숙해진 것들이 '습관'이다. 화를 내는 방식, 잠자는 방식, 식습관, 일을 처리하는 방법, 좋아하는 음식 등 이미 수많은 습관이 내 안에 자리를 잡고 있다. 뇌가 좋아하는 것은 행복한 감정이 아니다. 뇌는 슬픔이든 우울함이든 익숙한 감정을 선호한다. 불안한 감정일지라도 그것이 익숙하다면, 뇌는 그 상태에서 안심한다.

위스콘신 대학의 리처드 J. 데이비슨 교수는 우울증 환자와 긍정적인 정서를 지닌 사람들을 나누어 실험을 진행했다. 기분이 좋아지는 사진을 보여주고 활성화되는 뇌 부위를 조사했다. 두 그룹 모두 즐거움을 느끼는 뇌 부위가 활성화되었다. 그러나 그 활성화가 유지되는 시간이 달랐다. 우울증 그룹은 단 몇 분만 활성화되었고, 긍정적인 정서를 지닌 그룹은 한 시간 가까이 뇌 활성도가 유지되었다. 이 실험은 우울증이 습관이 된 사람과 즐거움이 습관이 된 사람의 차이를 보여준다. 우울증 그룹도 즐거움을 느낄 수는 있으나 금방 잊어버린다.

뇌는 자신이 선호하는 감정은 오래 유지하고 낯선 감정은 금방 망각하게 한다. 긍정적인 감정을 오랫동안 유지하려면 어떻게 해야 할까?

정신과 의사 박용철이 쓴 《감정은 습관이다》에서는 '감정 수첩'을 쓰라고 제안한다. 하루에 일어나는 많은 일들 중에서 기쁨이나 즐거움을 수첩에 적어보는 것이다. 처음에는 한두 번밖에 없을 수도 있지만 상관없다. 당신의 상황, 기분, 감정들을 간단히 적어본다. 시간 날 때마다 읽어 보면 그 감정들이 떠오를 것이다. 이렇게 부정적인 습관으로 채워진 나를 긍정적인 나로 바꾸는 연습을 해보자.

나의 기본적인 감정의 습관은 부정인가, 긍정인가를 살펴보자. 어떤 상황이 닥치면 부정적인 생각이 쭉 따라오는가? 아니면 '별거 아니야. 해결할 방법이 있을 거야!'라고 생각하는가? 암을 치료할 때 부정적인 감정 습관은 도움이 되지 않는다. 일어나지도 않을 일들을 생각하고 온갖 부작용들과 결과들을 생각해낸다.

미국의 나키아 고든 박사는 웃는 모습을 상상하는 것만으로도 우리의 감정이 바뀌고 실제로 웃는 것처럼 뇌 영역이 활성화된다는 것을 발견했다. 건강한 나의 모습을 상상하는 것만으로도 실제로 뇌에서는 세로토닌이 분비되어 우리를 건강한 삶으로 이끈다.

❶ 뇌는 익숙한 감정에 따라 반응한다.
❷ '감정 수첩'에 나의 상황, 기분, 감정들을 간단히 적으면서 일상의 행복을 찾아보자.

행복감을 느끼게 하는 관계

하버드대 성인발달 연구팀은 1938년부터 75년 동안 소년 724명을 뽑아 2년마다 그들을 인터뷰하며 평생에 걸쳐 그들의 삶을 추적했다. 하버드 의대 정신과 교수인 로버트 월딩저는 2015년에 '무엇이 행복을 결정하는가'에 관한 연구 결과를 발표했다. 그가 밝힌 행복한 삶의 비결은 바로 '인간관계'였다. 가족, 친구, 공동체와의 '연결'이 긴밀할수록 행복도가 높았다. 많은 사람과의 관계보다 친밀함의 깊이가 중요했다. 좋은 인간관계는 몸, 마음, 뇌 기능에도 영향을 미쳤다. 결국 소수의 사람, 특히 배우자, 자녀, 부모님, 친구나 동료와의 관계가 행복감의 원천이다.

가장 큰 스트레스를 주고받는 사람도 이 소수의 사람일 것이다. 암에 걸렸을 때, 나는 배우자를 원망했다. 나에게 스트레스를 주었기 때문에 암에 걸렸다며 분노했다. 나는 이런 감정 상태가 암 투병과 치유에 전혀 도움이 되지 않는다는 것을 곧바로 알아차렸다. 그것은 책임회피의 감정일 뿐이다. 나의 몸에 일어난 결과는 모든 것이 나의 책임이다. 내가 무엇을 먹었는지, 어떻게 생각해왔는지, 무엇을 상상했는지, 운동을 얼마나 했는지, 잠을 몇 시간 잤는지의 습관들이 몇십 년 누적된 결과가 '현재의 나'인 것이다.

또한 치유의 주체도 병원, 의사, 약사가 아닌 바로 '나 자신'이다. 나를 소중히 여기고, 가족을 아끼고 사랑하고, 가까운 동료를 존중할 때 치유가 빨라진다. 암에 걸리고 나니 정말 나에게 소중한 사람들이 분명하게 드러났다. 남편, 자녀, 친정 부모님, 시부모님, 동생, 가까운 친척, 친구들이 마음을 다해서 나의 투병을 응원해주었다. 지금 내가 이 책을 쓰게 된 원동력도 이들의 사랑과 섬김 때문이다. 사랑하고 사랑받고 있다는 감정은 정말 행복한 것이다. 대부분 오랜 시간 잊고 있던 감정이기도 하다. 암 투병하는 시간에 이런 행복한 감정들이 다시 살아나는 기적이 일어날 수 있다.

글을 쓰다가 밖으로 나가서 공원 한 바퀴를 돌며 행복감을 맛본다. 자전거 타는 아이들, 아장아장 걸어가는 아기들, 벤치에 앉아서 담소를 나누는 이웃들의 행복한 모습을 마음에 담아온다. 이럴 때 내 마음에 소소한 행복감이 쌓여가고 새로운 습관의 회로가 열린다. 글로 써보자.

오늘은 씽씽카를 타는 아이들을 보니 행복하다.

맛있는 복숭아를 먹어서 행복하다.

자꾸 글로 쓰고 '행복하다'라고 말을 하면 뇌에서는 행복함을 익숙한 습관으로 인지해서 행복 호르몬인 세로토닌을 마구마구 분비할 것이다.

❶ 투병 중에 가족 간의 유대감을 강화하자.
❷ 치유의 주체는 바로 '나 자신'이다.

34

긍정으로 무장한 말

해암요양병원 이재형 원장님의 강의를 들으면서
너무나 공감했던 말이 있다.
"암환자는 무의식까지 바꿔야 암이 재발, 전이되지
않는다."
의식적으로 인지하지 못하는 무의식의 세계, 습관
을 바꿔야 세포의 핵까지 전달되는 정보들이 바뀐
다는 것이다.

생각의 힘

운전하는 사람은 기술이 완전히 체득되어서 지금 운전한다고 생각하지 않고 주행한다. 암환자도 의식하지 않아도 자연스럽게 치유에 적합한 식단과 생각이 몸에 배어 있어야 한다. 무의식은 정신의 90%를 차지하고 '상상력'을 통해서 표현된다. 반면 의식은 정신의 10%에 불과하고 '논리'로 표출한다.

안된다고 생각하는 순간 무의식은 이미 상상을 통해 '안 되는 상황'을 떠올린다. 우리는 무의식을 바꾸는 법을 배워야 한다. 우리 안에는 아직 사용되지 않은 잠재력이 있다. 유전자의 잠재력을 끌어올리려면 지속적인 자극과 시간이 필요하다.

우리는 하루 평균 33회 이상의 부정적 암시와 단어를 사용한다고 한다.

"힘들어."

"하지 마."

"내가 어떻게 해."

"할 수 없어."

일단 뇌는 부정적 회로가 익숙해지면 그것을 정상으로 인지하고 부정적 몸 상태를 만든다. 우리는 몸에 박혀있는 부정의 회로를 끊어내야 한다. 왜냐하면, 말에는 엄청난 실제적인 힘이 있기 때문이다. 우리가 하는 말대로 된다고 상상해보자. 현재의 나는 과거의 내가 말하고 바라보고 상상한 결과다. "이렇게 한다고 될까? 네가 뭘 할 수 있겠어? 나는 살던 대로 살래." 이런 식의 생각과 말은 신경회로에 실제적인 영향을 미친다.

1949년 이탈리아 피사 대학교는 뇌의 망상 활성계 RAS^{Reticular Activating System} 기능에 관한 논문을 발표했다. RAS는 정보가 뇌로 들어가는 문지기 역할을 하는데, 어떤 정보를 받아들일지 무시할지를 결정한다. RAS는 내가 원하는 것을 명확히 결정하면 그 목표를 이룰 수 있도록 그에 맞는 정보를 나에게 들어오게 한다.

프랑스의 약사인 에밀 쿠에는 RAS를 활성화하는 방법으로 "날이 갈수록 나는 모든 면에서 점점 더 좋아지고 있다."라고 말하게 했다. 많은 불치병, 난치병 환자들은 하루에 20번씩 두 번 이 말을 하면서 병을 고쳤다. 뇌는 마음에 생각한 대로, 말하는 대로 이루기 위해서 몸에 명령을 내린다. 모든 면에서 좋아지기 위해서 몸에 좋은 호르몬을 만들라고 명령하고 실제로 몸이 좋아진다. 나폴레온 힐은 "마음이 무엇을 품고 무엇을 믿든 몸이 그것을 현실로 이룬다."라고 생각의 중요성을 강조했다.

❶ 부정적인 생각의 흐름을 끊어보자.
❷ 나의 온전한 치유를 상상하고 말해보자.

말한 대로 이루어진다

프로이트는 '현대의 어떤 의약품보다 몇 단어가 더 효과적인 의약품이다.'라고 했다. '말이 약이 된다니!' 나는 말의 힘을 알았을 때 적잖은 충격을 받았다. 왜냐면 나의 부정적인 말들의 결과를 현재 보고 있기 때문이다. 암이 몸에 생긴 이유 중 하나는 '부정적인 생각, 태도, 말'로 인함이다.

아트 마크먼 인지과학 교수는 우리를 고차원의 현명한 행동으로 이끄는 것은 '생각의 습관'이라고 했다. 똑똑한 지능이 똑똑한 행동으로 이끄는 것이 아니라, 긍정적인 생각을 습관화하면 행동이 바뀐다는 것이다.

의식하지 않고 긍정적인 생각을 하기 위해서는 긍정적인 말을 해야 한다. 9주 동안 부정적인 말을 쓰지 않고 긍정의 말을 하면 무의식에 긍정의 길이 생긴다. 이것을 확언 또는 선포라고 부른다. 나는 확언보다는 '선포'라는 단어를 더 좋아한다. 내가 했던 첫 선포는 "나는 우아하다."였다. 짜증을 내고 화내는 내가 아니라 웃으면서 친절하게 말하는 나를 상상했다. 우아한 사람이 되고 싶었다. 이것을 노트에 썼고, 주위 가족과 동료에게 말하기 시작했다. 내가 "새로운 목표가 생겼는데, 나는 우아한 사람이 될 거야."라고 말하면 다들 재밌다는 듯이 킥킥거렸다. 자꾸 말하다 보니 완료형으로 선포하는 게 더 힘이 있었다.

"나는 우아한 사람이야."

이렇게 선포한 지 2년이 지났고, 인간관계에 많은 변화가 일어났다. 약국의 환자들도 나를 친근하게 여기기 시작했다. 이전에는 원리원칙을 좀 냉정하고 차갑게 말했다면, 지금은 같은 내용을 말해도 상대방에게 친절하게 한다. 아이들도 변한 내 모습이 너무 좋고 행복하다면서 "지금에서야 말하지만, 엄마의 화내는 모습은 솔직히 끔찍했어요." 하며 웃는다. 이런 말을 들을 때는 이전의 내 모습이 부끄럽고 자괴감도 들었다. 하지만 너무 늦지 않게 변화되어서 기쁘기도 하다. 이런 변화는 어렵지 않았다. 뇌의 RAS가 '나의 우아함'을 위해서 열심히 일해준 덕분이다.

힘들게 노력하는 의지보다 즐거운 상상이 더 큰 힘을 발휘한다. 아주 건강해진 나를 상상해보자. 우리의 뇌는 현실과 상상을 구분하지 못할 때가 많다. 눈을 감고 신 음식을 먹는다고 상상만 해도 입에는 침이 고인다. 현실은 지금 무릎이 아프고 입에는 구내염이 나서 음식을 먹지 못한다. 하지만 "나는 더 좋아지고 있다."고 말하고 생생하게 건강한 모습을 상상하면 몸이 좋아진다. 성인이 되면서부터 상상력을 사용하지 않아서인지 처음에는 상상이 어려웠다. 하지만 즐거운 상상은 힘이 들지 않는다. 고통스럽지도 않고 효과적이다.

❶ 말은 실제적인 힘을 가지고 있다.
❷ 의식은 물론이고 무의식까지 긍정으로 무장하자.

'건강선포문' 쓰기

가장 쉬운 치유의 방법을 알려주고 싶다. 상상하는 것을 노트에 쓰면 된다.

나는 잘 걷는다.
나는 식사를 잘한다.
나의 세포막은 튼튼하다.

우리는 지금 힘든 표준치료를 견뎌냈다. 그것에 비하면 '건강한 나를 상상하는 것'은 얼마나 쉬운가! 작은 노트를 준비하자. 그리고 나의 건강한 몸을 위해 선포한 내용을 적어보자.

우리는 긍정의 회로를 만들어야 하므로 부정문을 써서는 안 된다. 예를 들면 '나는 밀가루를 먹지 않는다.'라고 쓰지 말고 '나는 몸에 좋은 음식을 선택하고 먹는다.'라고 표현하자.

검진한 결과를 가지고 '건강선포문'을 적을 수 있다. 처음에는 너무 먼 목표를 잡지 말자. 훈련이 되면 장기적인 목표를 설정하고 상상하고 선포할 수 있다. 먼저, 3~6개월의 건강 목표 수치를 잡는다.

나의 백혈구 수치는 5,000 이상이다.
나의 LDL 수치는 130 아래이다.

나의 골다공증 수치는 ***로 올라온다.

나의 NK 활성도는 500 이상이다.

나의 시신경은 재생된다.

나의 자궁은 건강하다.

나의 에너지 대사는 정상이다.

나의 장에는 유익균과 유해균이 균형을 잡는다.

나의 체중은 **이다.

나의 관절은 1시간을 걸어도 쌩쌩하다.

처음에는 10가지만 노트에 써본다. 이렇게 매일 선포하면 나의 무의식과 뇌는 내가 자고 있을 때도 나를 위해서 일을 한다. 백혈구 수치를 높이기 위해서 골수에서 열심히 백혈구를 만들고, NK세포도 만들어낸다. 그리고 나쁜 음식을 먹지 못하도록 좋은 음식을 먹고 싶게 한다.

너무 쉬워서 믿어지지 않을 것이다. 나의 TPO AB 자가면역 항체는 1년 만에 75에서 15로 뚝 떨어져 정상이 되었다. 자기를 적으로 여기는 자가면역 질환은 잘 관리하는 것이지 완전히 좋아지는 것이 어렵다. 백혈구 수치도 좋고, 염증 수치인 CRP, ESR 등도 정상이 되었다.

생물학자 글렌 라인은 실험실의 암세포에 "원래의 정상적인 세포로 돌아가라."라고 선포하는 실험을 했다. 선포를 들은 암세포는 대조군보다 40% 성장이 억제되었다. 또한 세포 생물학자인 브루스 립튼은 암환자가 마음속에 '좋아진다'라는 확신이 들면 유전자가 재배열되는 것을 발견했다. 일본의 정신과 의사 와타나베 요시노는 본인이 폐암에 걸렸다. 그는 매일 조깅을 하며 암을 짓밟고 암이 줄어드는 것을 상상하며 확언했고 마침내 완치되었다. 생물학자와 정신과 의사도 이 비밀을 알고 있고 연구하고 있다.

결국 모든 것은 실행력에 달려 있다. 아직도 '박사니까 되었겠지, 내가 어떻게 되겠어?'라고 생각하는가. 지금 곧바로 노트를 꺼내서 '건강 선포문'을 적어보자. 치유가 시작될 것이다.

❶ 건강선포문을 작성해보자.
❷ 내가 자는 동안에도 나의 무의식과 뇌는 나를 위해 일을 한다.

35

새로운 행동 습관 만들기

우리가 하는 '말'은 보이지 않지만, 양자물리학에서
는 입자와 파동을 가진 에너지로 본다. 파동이 에
너지로 목표물에 도달하면 반응이 나타난다. 우리
가 긍정으로 선포하는 말에는 실제적인 에너지 즉
힘이 있다. 들려지는 말이 나뿐만 아니라 주위에도
영향을 끼치게 된다.

동양의학에서는 '기혈(氣血) 순환'이 기본적인 치유
법이다. '기'는 에너지 곧 파동이고 '혈'은 우리 몸의
물질을 나타낸다. 우리가 하는 '말'은 우리의 '기'를
바꿀 수 있다. 암환자는 '기혈순환'에 근본적인 문
제가 생긴 것이다. 우리의 에너지 파동을 바꾸기
위해서는 먼저 '말'을 바꿔야 한다.

무의식을 교정하는 새로운 습관

우리 삶의 95%는 7세 이전의 무의식에 다운로드된 영향력으로 산다고 한다. 7세까지의 뇌는 상상 영역이라고 불리는 세타파가 강하다. 세타파는 일종의 최면 상태인데, 배우는 것이 아니라 보는 것을 그대로 흡수한다. 부모, 형제, 공동체의 규칙들을 아이들은 그대로 다운로드한다.

이미 형성된 95%의 무의식을 바꾸는 도전이 필요하다. 목표로 한 것을 이루기 위해서는 최면과 반복을 사용하면 된다. 최면은 상상력의 영역이고, 반복은 계속해서 말하는 것이다. 당신이 행복하기를 원한다면 글로 써서 냉장고에 붙여놓기만 해서는 안 된다. 이것은 제안일 뿐이다. 반복이 아니다. 행복한 상태를 상상하고 반복해서 "나는 지금 행복해."라고 말해야 한다.

이렇게 하나씩 어릴 때 잠재의식에 잘못 다운로드된 프로그램을 바꿔나갈 수 있다. 내가 원하면 할 수 있다. 성공한 사람들의 특징은 이 잠재의식을 활용하고 바꾸는 방법을 빨리 배웠다는 것이다.

우리는 이 책에서 유방암으로부터 완전히 자유로워지는 것에 대해 다양한 얘기를 나누었다. 암이 생기는 환경들에 대한 이해, 식이요법, 보충제의 사용에 대해서 이야기를 나누었는데, 이것은 의식적인 노력의 일부분이다. 이제는 더 근원적인 부분을 교정해야 한다. 바로 나의 무의식이다. 지금부터 부정적인 모든 언어 습관을 끊고 긍정적이고 밝은 언어를 사용해보자.

가족과 언어 습관을 체크하고 서로 교정해주는 방법도 좋다. 우리 가족은 "취소해."와 "취소할게."라는 말이 유행이다. 부정적인 말이나 나쁜 언어를 사용하면 상대방이 "취소해."라고 말해준다. 그럼 바로 "취소할게." 하면서 습관적으로 나오는 부정의 언어 습관이 교정된다. 몇 개월만 이렇게 하면 가족들 사이에 부정적인 비아냥과 질책들이 사라진다. "취소해."라는 말 속에는 '이 말이 정말 실행되는 걸 원해? 아니면 이 말을 취소해야 해. 왜냐면 내뱉은 말은 사실이 되니까.'라는 의미가 포함되어 있다. 우리 가족은 우울하거나 힘이 없을 때도 "아, 나는 지금 힘이 난다. 행복하다."라고 말한다. 이것은 우리 가족의 새로운 놀이문화가 되었다.

❶ 나의 언어 습관을 체크해보자.
❷ 부정적인 언어는 즉각적으로 거절하고 취소한다.

새로운 습관을 실행하라

나는 지인에게 '선포하기'에 대한 내용과 10배의 매출을 올리는 선포문을 알려주었다. 지인은 전화로 암보험을 소개하는데 초보 상담사라 자기가 하는 일에 대한 확신이 없었다. 한 달에 7건 정도의 계약을 하던 지인은 이 선포하기를 시작하고 일주일 만에 7건의 계약을 체결했다. 주위에서 그 비결이 무엇인지 계속 물어본다고 한다.

이 사례처럼 우리가 긍정의 선포를 하고 부정적인 것을 제거할 때 우리 안에 있는 잠재력이 끌어올려지고 불가능이 가능해진다. 어려워 보이던 일들도 술술 풀리기 시작한다. 질병에 걸린 상태에서 긍정의 선포를 사용하면, 우리의 뇌는 모든 역량을 끌어올려 면역력을 올리고, 좋은 호르몬을 분출하고, 신경계는 균형을 이루어 결국에는 최상의 건강 상태로 이끌 것이다.

나의 '건강선포문'을 예시로 제시한다. 기간은 단기, 중기, 장기로 나눈다. 영역은 개인적 성취, 건강, 재정, 성격, 가정, 직장, 사업 등으로 분류하고 10가지를 적어본다. 이 선포는 뇌의 잠재의식에 실제적인 영향을 주기 위한 작업이다. 내가 확신에 차서 말하고 노트에 쓰고 이것을 매일 읽는 것만으로도 뇌, 몸, 감정, 재정, 가정, 인간관계에 새로운 변화가 일어난다. 핵심은 선포문을 긍정형, 현재형 또는 완료형으로 쓰는 것이다. 날짜와 숫자로 정확하게 목표를 정하는 것이 좋다. 내가 정말로 원하는 것을 명확하게 그대로 적는다.

건강선포문
❶ 나는 날마다 더 새로워지고 활력이 있고 건강해진다.
❷ 나의 NK 활성도는 500 이상으로 올라간다.
❸ 나의 수술한 가슴 피부는 정상 피부로 돌아온다.
❹ 나의 수술한 팔은 자유롭게 움직일 수 있다.
❺ 나의 백혈구 수치는 6,000이다.

⑥ 나의 임파구 수치는 3,700이다.

⑦ 나의 장은 다양한 유익균으로 채워진다.

⑧ 나의 세포대사는 활성화된다.

⑨ 나의 교감신경과 부교감신경은 균형을 이룬다.

⑩ 나의 시신경은 재생된다.

이런 식으로 적고 매일 말한다. 10개로 시작하는 이유는 너무 많으면 기억하기 힘들고, 목표를 단순하고 명확하게 하기 위함이다. 새로운 습관을 만들기 위해서 이것을 매일 100일 동안 실천하면, 그 후에는 노력이 아니라 자연스러운 일상으로 바뀔 것이다.

✎ 새로운 습관을 위해서 '건강선포문' 10가지 적어보기

✎ 감정의 습관을 바꾸기 위해 '행복한 감정' 매일 5개 적어보기

✎ 부정적인 언어 쓰지 않기: 가족끼리 부정적인 말을 취소해주어도 좋다.

✎ 이 책에서 제시한 식이요법 선택해서 실천해보기

✎ 운동하기: 매일 걷기

❶ 건강선포문은 긍정형, 현재형, 완료형으로 적는다.

❷ 매일 소리 내어 건강선포문을 읽는다.

새로운 나를 위해서 한 발 내딛기

유방암 투병의 시간이 오히려 감사와 축복의 시간이 되었다고 말하면 공감하지 못하는 사람이 많을 것이다. 하지만 실제로 나의 삶에는 변화의 시간이었다. 이 책에 그 변화를 위한 방법들을 다각도에서 나누어 보았다.

세상에는 여러 종류의 고난과 고통이 존재한다. 유방암도 한 종류의 고통의 시간이다. 하지만 이 시간은 지나가고 얼마든지 극복될 수 있다. 이제 막 진단을 받은 환자는 너무나 당황스럽고 앞이 캄캄하고 '왜 나에게 이 병이 왔는지'에 대한 답을 찾고 있을 것이다. 조금 먼저 그 시간을 지나온 선배로서 조언한다면, "유방암 투병은 어렵지 않다. 쉬운 지름길이 있다."라고 말해주고 싶다.

성경 마태복음 7장 7절에 "구하라 그리하면 너희에게 주실 것이요 찾으라 그리하면 찾아낼 것이요 문을 두드리라 그리하면 너희에게 열릴 것이니."라는 구절이 있다. 나는 유방암의 재발, 전이를 막고 가장 효과적으로 치료할 방법들을 구하고, 찾고, 두드렸다. 한 달에 두 번은 BRM 연구소의 천연물로 치료하는 암 세미나를 1년 이상 참가하여 분자생물학과 후성유전적인 관점으로 바라보는 치료법을 공부하고 있다. 이 책에는 내가 직접 경험한 방법론과 공부한 학술적인 내용이 담겨 있다.

이 책을 읽고 있는 당신도 역시 방법을 찾고 또 찾는 중일 것이다. 이제 중요한 것은 행동이다. 마음에서 동의하는 것만으로는 어떤 일도 일어나지 않는다. 이제 몸을 일으켜 냉장고 문을 열어보자. 플라스틱 통에 담겨 있는 음식들이 있으면, 일단 플라스틱 통을 유리나 스테인리스 제품으로 바꾸자. 냉동실에 있는 인스턴트 음식들과 각종 소스류를 쓰레기통에 버리자. 야채칸에 어떤 채소가 있는지 살펴보고, 10가지 이상의 채소와 과일로 채워놓자. 설탕과 식용유도 치워놓자. 된장과 고추장의 원료를 살펴보고 미국산 수입 콩으로 만든 제품이면 역시 치워버리자. 이처럼 내가 할 수 있는 것부터 변화를 시작해보자.

나는 이 책에서 '왜 이전의 식이를 바꾸어야 하는지' 내 경험과 여러 근거 사례를 들어 당신을 설득하고자 했다. 생각하는 것을 바꾸는 법도 제시했다. 나는 이것을 먼저 실행한 선배로서 확신을 가지고 자신 있게 말할 수 있다.

"나는 그 어느 때보다 건강하고 활력이 넘친다. 지금이 제일 행복하다."

암은 두려운 병이 아니다. 암은 우리에게 그저 '삶의 변화'를 요구하는 신호로 여기면 된다. 그리고 우리는 기꺼이 반응하면 된다. 이제 나를 변화의 시간으로 초대해보자.

❶ 생각한 것을 실행하자. 치유는 실행력에서 시작된다.
❷ 지금 "유방암 치료는 쉽다."라고 말해보자.

참고 문헌

김동석, 《암치료 혁명》, 상상출판, 2013

김성원, 《유방암 희망 프로젝트》, 동아일보사, 2019

김정현, 《아침 과일 다이어트》, 푸른솔, 2009

나샤 윈터스 외, 암대사연구회 옮김, 《대사치료, 암을 굶겨 죽이다》, 처음북스, 2018

네사 캐리, 이충호 역, 《유전자는 네가 한 일을 알고 있다》, 해나무, 2015

닥터 윌 콜, 정연주 역, 《염증 없는 식사》, 데이스트북스, 2021

데이비드 M. 데리, 이진호, 김준영 공역, 《요오드로 치유하는 유방암》, 집사재, 2016

레이먼드 프랜시스, 전익주, 전해령 역, 《암의 스위치를 꺼라》, 에디터, 2017

류은경, 《완전 소화》, 다산라이프, 2018

리처드 C. 프랜시스, 김명남 역, 《쉽게 쓴 후성유전학》, 시공사, 2013

박명규, 김혜연, 《5일의 기적 당독소 다이어트》, 라온북, 2020

박민수, 《저울 면역력》, 피톤치드, 2020

박세니, 《어웨이크》, 책들의정원, 2020

박시우, 《죽염은 과학이다》, 하늘소금, 2018

박시현, 《나는 된다 잘된다》, 유노북스, 2020

박용철, 《감정은 습관이다》, 추수밭, 2013

브라이언 R. 클레멘트, 김소정 역, 《천연 vs 합성, 똑소리 나는 비타민 선택법》, 전나무숲, 2021

브루스 H. 립턴, 이창희 역, 《당신의 주인은 DNA가 아니다》, 두레, 2014

수잔 블룸, 미셸 벤더, 최세환, 지영미 공역, 《면역의 배신》, 범문에듀케이션, 2017

수지 코헨, 《24시 약사 갑상선 관리》, 조윤커뮤니케이션, 2015

아보 도오루 외, 박혜림 역, 《암혁명》, 중앙생활사, 2012

아보 도오루 외, 장은주 역, 《면역력 슈퍼 처방전》, 김영사, 2011

아보 도오루, 김기현 역, 《체온면역력》, 중앙생활사, 2015

아보 도오루, 이균배 역, 《암을 이기는 면역요법》, 중앙생활사, 2011

아보 도오루, 이정환 역, 《면역혁명》, 부광, 2018

아트미스 P. 시모포로스, 홍기훈 역, 《오메가 다이어트》, 따님, 2017

엄남미, 《미라클맵》, 캐스팅북스, 2019

에다 아카시, 박현숙 역, 《장내 세균의 역습》, 비타북스, 2020

와타요 다카호, 이근아 역, 《지금 암이 사라지는 식사》, 이아소, 2009

윌 벌서위츠, 정미화 역, 《최강의 식물식》, 청림라이프, 2021

윌리엄 리, 신동숙 역, 《먹어서 병을 이기는 법》, 흐름출판, 2020

이의철, 《조금씩 천천히 자연식물식》, 니들북, 2021

이주영, 《내 몸을 살리는 글리코영양소》, 모아북스, 2015

이지성, 《꿈꾸는 다락방》, 차이정원, 2017

이진호, 황성혁, 《슈퍼 미네랄 요오드》, 느낌이있는책, 2015

장덕한방병원 면역암센터, 《항암치료 부작용 완치법》, 느낌이있는책, 2018

장봉근, 《노유파》, 자연의학연구소, 2012

장봉근, 《세포가 살면 당신도 산다》, 초이스북, 2020

장봉근, 《아로니아의 7가지 비밀》, JBKLAB, 2016

장봉근, 《암》, 자연의학연구소, 2012

전의혁, 《기적의 비타민D》, 덴스토리, 2019

정동기, 박양호, 《암세포를 정상세포로》, 겨리, 2017

정일훈, 《후코이단의 모든 것》, 기능식품신문, 2014

제나 마치오키, 오수원 역, 《면역의 힘》, 윌북, 2021

제인 플랜트, 조남주 역, 《여자가 우유를 끊어야 하는 이유》, 윤출판, 2015

조병식, 《암은 자연치유 된다》, 왕의서재, 2015

조성훈, 《면역의 신 NK세포》, 어드북스, 2019

조한경, 《환자혁명》, 에디터, 2017

존 맥두걸, 강신원 역, 《어느 채식의사의 고백》, 사이몬북스, 2017

콜드웰 에셀스틴, 강신원 역, 《지방이 범인》, 사이몬북스, 2018

콜린 캠벨, 토마스 캠벨, 유자화, 홍원표 역, 《무엇을 먹을 것인가》, 열린과학, 2020

황해연, 《약보다는 밥》, 지식과감성, 2021

후루카와 겐지, 오시연 역, 《케톤 혁명》, 판미동, 2019

CBHI CANADA, 《SAC칼슘의 혁명》, SAC TECHNOLOGY, 2020